旅美醫師 鮭魚返鄉

在臺灣醫療界尚未健全的六、七〇年代
許多醫科學生在畢業後前往美國發展
鄭瑞雄醫師即是其中一人
Dr.Hartsock給鄭醫師的一番話
『一位好醫師除了作好醫師本分的工作外
還要致力作研究及熱心教學』
以病理科爲專業的鄭醫師
特別集結行醫數十年的經驗及個人生活收穫
在本書中與大家分享

鄭瑞雄 醫師・著

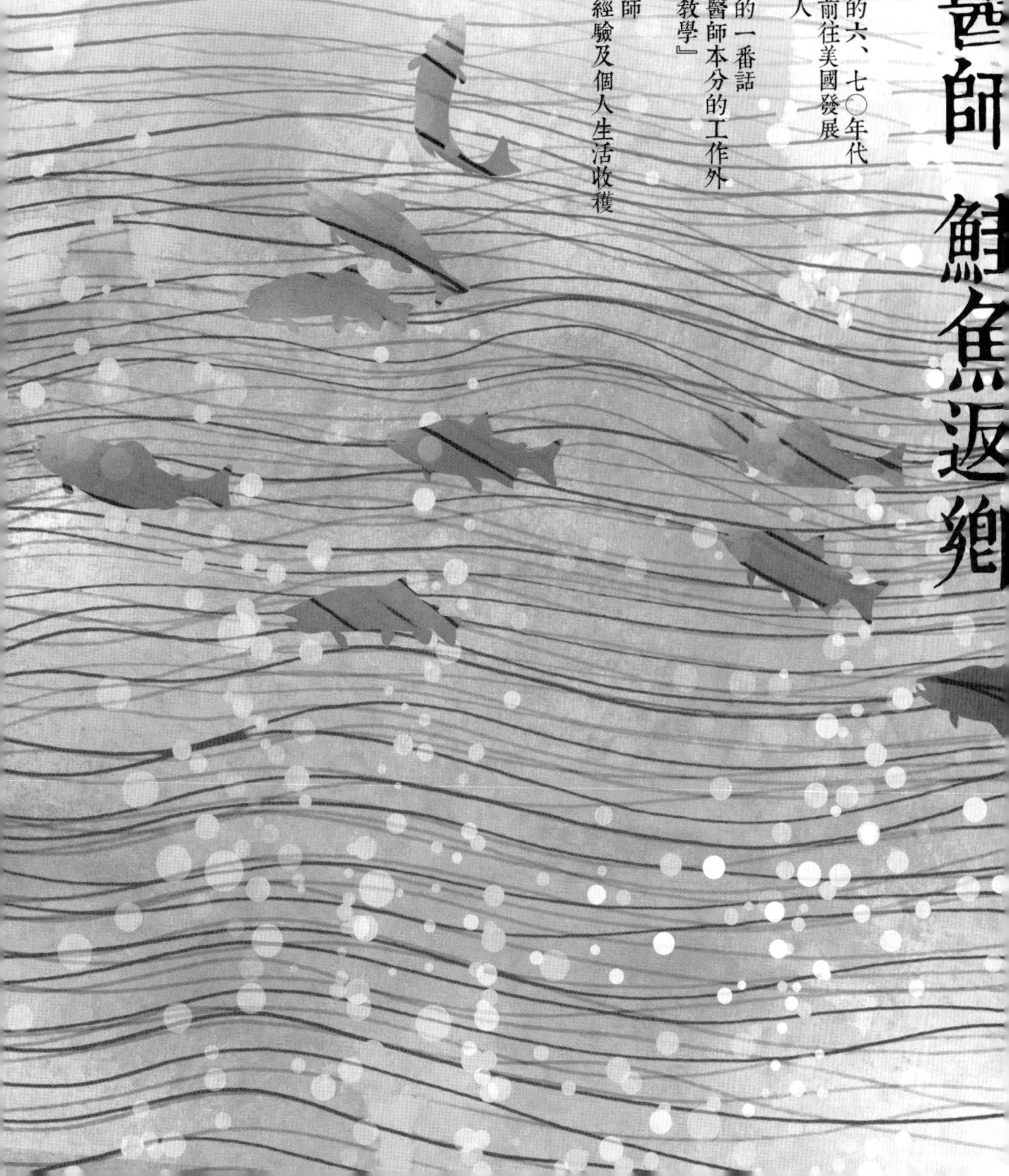

推薦序一：一部令人眨眼的新書

李汝城 醫師 於 Henderson, Nevada

屏東人鄭瑞雄醫師，把將近十五萬字的近舊文章，以他病理專家的能量，分門別類，詳細地介紹他一生的經驗。以輕鬆愉快的筆調，寫出個人的人生觀，和做爲一位嚴謹的病理醫師對其專業的看法；還能以通俗易讀的方式，聚合成這本書，實在讓人驚奇和佩服！

過去，有人說：「讀賢聖之書，行萬里之路」，鄭兄的過去，的確就是「走對了路」。他的生長過程，由日本，中國（國民黨），美國而後再是臺灣。這種被動及主動的經驗，促動他多彩多姿的人生寶庫，而能寫出令人感動的妙文。

鄭兄有多種潛在力，學習能力強，興趣廣泛，而且還有普通人少有的能量—就是「經常搬家」。因爲不出數年就搬一次，才會收集眾多不可多得的經驗，記之以筆，供人欣賞。不僅如此，鄭兄確實是百分之百的醫療工作者，他對事物的觀察，正是合於醫師看病的診斷的首要。即是問診之外，細細的觀察。他自年少就有豐富的「判斷力」，知道什麼是對的，什麼算不公。請問世間有幾人在國小畢業典禮上拒絕領取校長獎？

五〇，六〇年代念醫科的人，大多會同意，當時的臺灣醫療機構，無法容納及滿足當年從醫學院出來的畢業生，加上很多不願參與「反攻復國」的，選擇離開臺灣，追求新天地；而後，只有很少的一部分，重回臺灣，把所學所用，回饋我們生長的故國。鄭醫師就是這種少數中的少數，把他人生的最後一段回饋給臺灣。書中第二章診治觀點，充分地解釋臺灣目前面對的醫療問題。如果當道，沒有目衰耳聾，有機會看到本書，能納入改善，則是臺灣之福！

鄭兄的多藝多才，在他描述釣魚、製作標本、演唱卡啦 OK 而研究臺灣民謠；另外，他優秀的 DNA 有別於一般人，是資優兒子的阿爸，如何管教兩位天資聰穎過人的後代，是值得一看的個人經驗。有一點，鄭君的出國過程，和內政部官員打交道的記敘，雖然事隔半世紀，還是值得今天臺灣人深思。

本人和鄭瑞雄兄，於兩年前，在拉斯維加斯賭城相識，一問之下，他的好友是我的朋友，尚且他和舍弟在明尼蘇達大學同過學，更有勝者，目前他在我的故鄉，宜蘭縣羅東聖母醫院服務，四年前想終止他的職業生涯，回美養老，卻被挽留繼續貢獻。聽了這個消息，我深爲感動和慚愧，慚愧的是生爲宜蘭人的我，不用說，至今在宜蘭生無立足之地；而感動的是外鄉人鄭瑞雄卻在我的故鄉已有往天之路！鄭兄才是眞正的新宜蘭人！我們爲鄭新宜蘭人而光榮！

這本鄭兄的著作，是不可多得的好書，雖然因年數增加，視力有限，但是每篇精彩，欲罷不能，終於讀畢。個人百分之百，無條件地推薦給大家來共賞！

（李汝城醫師是宜蘭人，一九六〇年畢業於臺大醫學院，一九六二年前往美國，專攻耳鼻喉科，是很成功的開業醫師。他熱心公益，曾任紐約臺灣會館理事長，大紐約區臺灣醫學會會長，現在已退休。）

推薦序二：喚起年少輕狂的回憶

李慶雄 律師

老友鄭瑞雄醫師（我們管叫他テーザイ）要出書了，向我索取序文，不敢推辭，甚至極爲樂意。

我們倆相識超過六十年，特別在高中時期，與另一位雄中老友許極允形成三劍客，曾在高一時遠征臺東當槍手，高二時共同變造畢業證書，參加大學聯招而錄取大學，本書也記錄當年年少輕狂的共同回憶。

一九五一年（民國四十年），鄭瑞雄與我同年考取省立屏東中學初中部，當年採能力分班，我們都編在甲班，同班同學還有臺大名教授邱聯恭、美國萊斯大學名教授王泰澤。

一九五四年（民國四十三年）初中畢業，同學都就近報考屏東中學高中部，我與鄭瑞雄兩人，都因不容於母校而被迫離鄉報考省立高雄中學。鄭瑞雄因代友請假，冒導師簽名而被記過，我則與軍中退伍下來的學校管理組長祝養卿，因放學路隊整隊點名時，起了衝突，在週記上直批那位軍中老粗「不講道理、是非不分，比共產黨還共產黨」，被校務會議以侮辱師長，記兩大過兩小過留校察看定讞。我們倆同病相憐，同時由外校考取雄中而惺惺相惜，成爲好友，兼以雙方父親同爲日治時代高雄中學同屆同學，親上加親，我曾長住在鄭瑞雄家裡，也常到他家魚塭釣魚，兩人可說親如兄弟。

高一暑假，三劍客借助倪姓歐吉桑的臺鐵公家宿舍溫書，期間自己買菜做飯，偶而還會買些桂圓酒，小飲作樂。就在那個暑假，三人做了一件非常荒唐的事，有人請我們到臺東擔任槍手，報考臺東師範。我們在臺東現場考試時，被頂替的學生卻跑到屏東師範看別人考試，等到臺東師範放榜錄取後，有人憶起那些被頂替的人沒去臺東應考，向學校舉報。

東窗事發後，臺東師範校長決定要對被頂替的學生，進行重新測驗，也不知何方神聖急電我們過去支援，再次擔任槍手。當天我們依約，在屏東雇了計程車超速要殺到臺東，想不到計程車半途拋錨，中途攔到公路局公車坐到枋寮。原本想在枋寮找計程車再到臺東，但當時枋寮並無計程車，其他載運的貨車，因爲太武山已有颱風雲，在氣象不佳的情況下，也無人願意出車，三人只有悻悻然，中止行程，打道回府。

如果當時不意外拋錨，我們順利到達臺東後，搞不好，臺東師範已經聯絡刑警伺候我們了。如果通報高雄中學，勢必被學校開除，我們三個人的人生可能完全改變。但當時，擔任槍手分文未取，沒有金錢對價關係，讓我們完全沒有罪惡感，也不知道後果的嚴重性，毫無危機意識。再次擔任槍手的行爲，像極了飛蛾撲火，也像極了七月半的番鴨，不知死活。或許冥冥中有貴人相助，才讓計程車軸心斷裂無法修復，無法行駛。鄭瑞雄在回憶錄中，輕描淡寫，說校長寬宏大量，不會有事，正是當下我們的心情。

高一槍手事件，我們沒有參與變造考試證件，但高二暑假爲了參加大學聯招考試，則是結結實實地親自變造畢業證書。在那時年輕氣盛，完全沒有罪惡感，也不覺有何嚴重性，只不過想提前測試自己的實力而已，實則已經犯罪了。鄭瑞雄還很得意地說三人之中，他考得最好，一舉考上臺大，許極允居中考取師大，李慶雄陪榜考取中興。這兩次考試，我們都相約守密，沒想到，古稀之年以後，鄭瑞雄出書大爆料，頗有「白頭宮娥話當年」的味道，把五十五年前的糗事，當作趣談，也回味著當時的少年輕狂。

鄭瑞雄除了有病理學的醫學專業外，旅遊雜記的文筆，也是輕巧流暢，不見刻意修飾，直來直往，純眞紀實，一如其人。回憶錄中，間有趣聞，特摘錄數則，先引大家一笑。

其一，鄭瑞雄初抵美國，在醫院餐廳飯後剝吃香蕉，旁邊護士喀喀笑出聲音，鄭瑞雄不解，問明男同事才知怎麼回事。美國人吃香蕉，剝皮後，用刀子把香蕉一段一段切，再用叉子叉起送到口中，東方人吃法不雅，有點像口交。但鄭瑞雄沒有續問的是，如果沒有帶刀叉，如何吃？吃還是不吃？

其二，沙烏地阿拉伯是個回教國家，婦女外出全身緊裹，密不透風，且不得與丈夫以外的男士有身體接觸，律法極嚴。但到了醫院檢查，要不要脫衣服，要不要給醫生觸摸？鄭瑞雄曾在沙國首都利雅德皇家醫院行醫兩年，對患病婦女脫衣服的速度比亞洲婦女還快，鄭瑞雄下結論是「快脫快解放吧！」

其三，鄭瑞雄不相信輪迴轉世，有一次與取得倫敦大學神學博士的小姨子對談。他問臺灣以前人口只有七百萬，輪迴轉世也只有七百萬，現在增加到二千三百萬，多出來的一千五百萬的生命從哪裡的？博士回答說，由動物轉世。鄭瑞雄懷疑那轉世爲人類的動物生前一定做很多善事，才有了福報。

回憶錄中，讓我感觸最深的一段，是他處理大兒子鄭介民的憂鬱症的過程。鄭介民四歲就能閱讀看報紙，不喜歡上課。「上課都教一些很淺的東西」，智商測驗一百六十四，可稱是天才兒童，已經不耐眼前課程，不得不跳級，跳級後他仍獲全班第一名。十五歲高中畢業，全校第一名，申請進入哈佛大學，四年後畢業卻找不到滿意的職業，釀成憂鬱症。爲什麼天才兒童，哈佛高材生，卻失業在家，全家如何度過痛苦的時光？如何克服難關？書中有詳細的討論，就請讀者自己細細咀嚼。

（李慶雄律師，臺灣大學法律系畢業，曾任法官、檢察官、律師，當選二屆高雄市北區立法委員及一任考試委員，現已退休。）

推薦序三：鄭瑞雄醫師的珍貴大作

陳永興　羅東聖母醫院院長

鄭瑞雄醫師是我們羅東聖母醫院最年長的醫師，他本來已退休，在美國賭城拉斯維加斯過著逍遙自在的日子，沒想到當我們到處尋找病理科醫師不著而深感苦惱時，朋友介紹他給我時說：「鄭醫師是你們高醫畢業的學長，在美國，在臺灣的和信醫院都做病理，表現很優秀，不過年紀有些大了，你們要不要考慮考慮……」當時想病理科年紀越大越有經驗，只要他身體還OK，應該可以再做幾年吧！就請他來醫院參觀，遊說他重操舊業，把人生最後的黃金時段奉獻給聖母醫院，我說義大利神父、修士、修女，還有外國醫師，都來臺灣奉獻一輩子，死了還埋在羅東郊外的山上，比臺灣人還要愛臺灣。他聽了之後大概有受到感動，又看我很努力募款籌建老人醫療大樓，要為臺灣的老人家服務，就問我說：「我若回來服務，將來老了，生病可以住到聖母醫院的加護病房、護理之家、安寧病房嗎？」我說：「沒問題，連後事都幫你處理，也不用麻煩你在美國的兒孫啦！」他聽了很高興，就這樣和鄭夫人一起鮭魚返鄉、資源回收、重操舊業，開創黃金歲月有意義的人生了！

鄭醫師主持我們羅東聖母醫院的病理業務，報告又快又準確，教學又認眞又精彩，頗獲全院醫師同仁讚賞。他的人緣又好，不只和護理同仁、行政同仁打成一片，甚至連工友、清潔的歐巴桑都喜歡他；因爲他很幽默又善於認人，連羅東鎮上小攤販、菜市場賣魚賣肉的老兄或小姐也都和他混得很熟，我常打趣說他可以當我們聖母醫院的康樂委員會召集人。他也是聖母醫院羅東達人，問他哪裡買得到鱔魚？哪裡有好吃好玩的，他都可以帶路呢！我因爲請醫師很困難，到美國鼓勵退休後的臺灣醫師返鄉服務，有好幾條返鄉的鮭魚現在眞的投入我們的工作行列，鄭醫師可以說是起了帶頭作用，也做了最好的示範，讓海外遊子返鄉奉獻的美夢得以成眞，我很感謝他對聖母醫院和臺灣故鄉的貢獻。

鄭瑞雄醫師除了病理專業的表現一流，同時又多才多藝，他善於料理，做得一手好菜，有時會下廚辦桌，招待醫師同仁品嚐美食；他又精於標本製作，送我好幾隻魚類、鳥類、飛鼠的標本，放在我辦公室每每引起來賓驚奇的眼光讚嘆不已；他也精通日語和臺灣民謠，又懂得博奕之道；他到過許多地方接觸不同的文化見聞頗廣；他生下天才兒童，對孩子的資優教育和別人有不同體驗，如今又增添異國成長的孫兒、女，人生經驗豐富；所以讀鄭醫師的文章非常有趣，不像讀專業論文般枯燥乏味，我相信讀者朋友一定會和我有所同感。故樂於向大家推薦！

最後，我還是藉此機會向鄭瑞雄醫師表達深摯的謝意，也感謝上帝美好的安排（雖然鄭醫師在書中說他沒碰見鬼，所以也不信神），讓鄭醫師在他的醫療專業最後旅程是落腳在羅東聖母醫院，讓我們有機會共度人生美好的時光，也共同爲臺灣社會和偏遠地區病患做出應有的奉獻，阿門！

推薦序四：値得大家學習的人生經歷

黃達夫　和信治癌中心醫院院長

大約十五年前，我親自到美國國際聞名的 MD Anderson 癌症中心去遊說介入性放射診斷專家，血管栓塞治療的先驅之一莊伯祥教授返鄉貢獻所學，回臺幫忙照顧臺灣的肝癌病人，同時為臺灣培植更多血管栓塞治療的專家，他很爽快的答應了！他回國不久，就傳給我病理科鄭瑞雄醫師的履歷，我看了以後，就打電話給鄭醫師，告訴他，我肯定他的專業經歷，我希望找到敬業、熱情、負責任、勇於任事，樂於以他自己的工作態度、專業的表現，做為年輕醫師的楷模的資深醫師來醫院幫忙。如果這就是他回國服務的動機，我非常歡迎他加入我們的團隊。

所以，我有幸成全了鄭瑞雄醫師回國貢獻所學，回饋鄉土的心願。鄭醫師在和信治癌中心醫院工作了近十年，他是一位率直、不推諉責任、平易近人、樂於提拔後輩病理醫師的好長輩。而且，在醫學專業領域以外，他的興趣廣泛，因而有極豐富的生活經驗。

在此書中，鄭醫師以說故事的方式敘述他的成長背景，在美國完成病理專科醫師訓練、念研究所、行醫、做研究的經歷，其間他足跡遍布美國東南西北，還穿插兩年到沙烏地阿拉伯行醫、探索中東文化的所見所聞。加上自美退休後，回到臺灣回饋鄉土的十五年中，在專業上及生活上的觀察，充分表現出他積極生活的人生態度，因此，日子過得多采多姿。

雖然同樣是以醫療爲志業，然而，每一個人的生命，可以過得非常不一樣，相較之下，我的醫師生涯及工作外的生活，則顯得平淡無奇，因爲除了費城兩年的住院醫師訓練，我的執業地點只有杜克大學醫學院及和信醫院兩個地方，而且，又甚少旅遊，所以，我常說我的見識都是靠讀書得來的。鄭醫師的足跡則遍布全球，生活更是充滿了冒險與驚奇，他不但因選擇定居於光鮮亮麗又充滿刺激的賭城，而精通賭場的黑暗內幕，而且還親身目睹了沙烏地阿拉伯斷頭廣場的斬刑，這一切都是我不曾經歷的事物。

他在工作之餘，喜愛釣魚、製作動物標本、研究臺灣民謠……，不論做什麼，他都做得既認眞又深入，因此有很獨特的心得。讀完他這本書，讓我學到許多我從未涉獵過的，很有趣的事物，眞是收穫良多。

鄭醫師的文筆不時流露出他眞誠、直率、幽默的一面，因此，讀來特別有眞實感，因而很容易引起共鳴。我要在此將此書鄭重地推薦給醫界朋友，以及一般讀者，此書不但提供了一些値得大家認識的醫學知識外，還提示了我們積極進取的生活態度及生活方式。的確，每個人的生命是可以很不一樣的。

自序

我一九六四年畢業，那時代臺灣經濟蕭條，醫療方面完全沒有制度。醫學院只有臺大和高醫，畢業生百分之八十都出國去。我隨出國潮，也去美國當實習醫師。實習完畢選專科時選了病理，完全是爲了逃避晚上值班。四十幾年過去了，現在回想起來，那時算是誤打誤撞，假如叫我現在重新選科，我還是會選病理。

病理科醫師在醫師群中，扮演著特殊的角色。他的重要任務之一，是提供腫瘤醫師病人切片的診斷，讓腫瘤醫師決定如何治療病人。癌症的診斷能使一個人面對死亡的威脅，診斷務求正確。我坦承曾經犯了錯誤，很幸運都沒有造成病人的傷害，倒是有一次我沒有錯，被同事陷害，釀成了官司，後來我雖然勝訴，但是對我精神的打擊很大，因此萌生提早退休的念頭。退休後，和信治癌中心醫院的黃達夫院長，給我機會回臺灣服務，回饋故鄉，眞是感恩不盡。在和信醫院服務將近十年，第二度退休後回去美國不久，又被陳永興院長找回來羅東聖母醫院服務。

我在匹茲堡當住院醫師時，恩師 Dr. Hartsock 的一席話，常被我銘記在心中。他說：「一位好醫師除了做好醫師本分的工作外，還要致力做研究及熱心教學。」在我四十多年的病理生涯，我都秉恩師的話去做。雖然沒有什麼卓越的研究發現，我發表了七十六篇用英文寫的學術論文，不能算多，但是也不算少。在巔峰時期，也多次被邀請做演講，有一次也被邀請去德國墨尼黑。我一直沒離開學術機構，不斷地教導學生及住院醫師，在臺灣也用中文在報張雜誌發表過十四篇有關醫學的文章。

我有廣泛的興趣，釣魚是我的最愛，因爲釣魚，我也發展了做動物標本的嗜好。我也喜愛旅遊，曾經去過沙烏地阿拉伯行醫兩年，經驗過重男輕女的獨特文化。我都有把所做、所見、所聞，寫成文章發表過。有一次在閒聊時，陳永興院長鼓勵我，把以前的作品整理一下，再加寫我的身世、生長歲月及其他生活點滴，就足夠出一本書了。謝謝陳院長的建議及鼓勵，經過一年的準備，我出書的構想終於成眞了。在此，我要感謝院長特助沈聰榮的幫忙，讓五南文化事業機構答應爲我出版這本書。還有，我要感謝太太在背後的支持。

目錄

3 成長歲月與生活點滴

4 生活雜談

第一章
行醫經驗

選病理科當飯碗

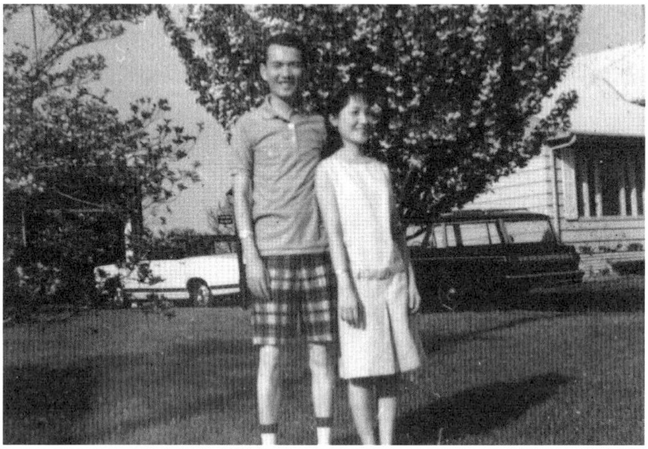

在美國的第一年，當住院醫師時（在康乃迪克州）。

我到美國的第一年，是當實習醫師，內外科輪流各四個月，小兒科、婦產科各兩個月。我的第一輪是小兒科，沒有那麼忙，這也剛剛好，讓我慢慢適應環境，到底東西文化和語言是不同的。英語算是我中學時代的強項，加上高中時參加英語查經班，有機會和加拿大牧師接觸，練習英語會話，所以語言障礙較小。但是參加討論會時，美國人講得太快，還是沒辦法完全聽懂。

第二輪是內科，忙得幾乎不能透氣，三天值一班。每逢值班，整晚都沒辦法睡，隔天沒休息照常上班，一個月下來，我已神經兮兮了。那時候要接太太過去，必須有第二年的合同，所以要趕快決定在實習醫師結束後，要做什麼專科醫師，開始爲第二年的合同做打算。

因爲內科值班，使我嚐到當臨床醫師的苦頭，我決定選晚上可以不值班的科目，同事們告訴我，那非病理科莫屬。學生時代學一年病理，根本不知道病理是什麼？做了一番研究後，知道病理要做屍體解剖。很多人看到屍體都已經毛骨悚然了，更何況又要解剖，心裡有點毛毛的。和內科主任商討後，他建議，我的病人往生後若有病理解剖，就親自去解剖室看看。看了兩、三次解剖後，我知道病理是在求眞相，找死因，和死前治療做比照，以求改進，是醫學進步的引擎。我了解什麼是病理科後，就不顧解剖時的氛圍，毅然決然選擇病理科當終生的飯碗。事隔至今已將近半世紀，如果一切能從頭來，我還是要選病理科，一點也不後悔。

決定選擇病理科後，我就開始申請第一年的住院醫師。我同班同學張簡俊一，在紐約的 Jamaica Hospital 當住院醫師，經他的推薦，我很快就拿到了合同。我高興的將合同寄回臺灣，讓太太辦理出國事宜，一切都很順利，她十一月中旬就出國了。

有太太在身邊，不再那麼寂寞，有時間一起去公園散步或港邊釣魚，日子好過些。但值班還是很累，曾經累倒住院三天，說是神經衰弱，又意外發現肺有鈣化，爲了要排除活性結核病的可能，送我去結核醫院做檢查，一切沒事後才回去上班。

一年的實習醫師生活終於熬過去了，我在七月一日搬到紐約上班。一個星期要做一、兩個解剖，那是第一年住院醫師的任務。在那裡，晚上不必值班，閒暇時有老同學聊天訴苦，日子好過多了。張簡的太太是我太太臺南女中的同學，我倆備受他們的照顧。但是好景不常，張簡要轉換跑道，隔年一月，就要去附近的榮民總院當內科住院醫師了。同學要離開，我又覺得這家醫院的訓練不夠理想，也想換個較好的醫院，開始申請第二年住院醫師的工作，很快就有著落，決定第二年搬去匹茲堡的 Allegheny General Hospital。

時間過了半年多，我們有了孩子，給他取名鄭介民，英文名叫 Kemin。我們當了父母親後，生活重心就放在孩子身上。

此時，我的工作觸礁，女老闆要我簽第二年合同，我告訴她，第二年我不再續約了。跑掉了張簡，又聽到我要離開，她怒氣沖天，告訴我說：「既然要離開，就馬上離開。」我很害怕，打電話給匹茲堡的未來老闆，告訴他事情的原委，要求是否可以讓我早一點過去。他說：「爲了你的將來著想，最好待在那裡做完一年。」他又說：「你有一年合同，她有義務讓你做完一年。她若眞的要逼你走，就告訴她，你要向醫學會申訴。」有了未來老闆的指導，我就有了勇氣。我跟女老闆說：「妳要我走可以，按照合同，妳必須付給我剩下四個月的薪資，否則我要向醫學會提告。」她的威脅無效，惱羞成怒，把我派去就近的醫學中心做核子醫學。本來核子醫學是第三年才去的，但她說她不要再看到我，就提早送我出去。四個月過後，我平安無事的離開了紐約市。

匹茲堡的醫院較大，住院醫師的訓練也較紮實。我那裡遇到了高醫學長許日章，是骨科的住院醫師。一年後，同班同學林英作也加入了我們的陣容。在匹茲堡的日子快樂多了，我們又有了老二鄭逸民，英文名字叫 Stephen。

病理做了二年，知道病理分解剖病理及臨床病理。解剖、外科切片及細胞學抹片檢查是屬於解剖病理。在匹茲堡的醫院，臨床病理較弱。我跟老闆商量，他告訴我，明尼蘇達大學的臨床病理很好，並鼓勵我申請。有了他的推薦信，我就被接受了。另一個去明尼蘇達大學的原因是，可在那邊身兼二職；一邊是住院醫師，另一邊是當研究生。我們去美國的簽證是交換簽證（exchange visa），五年訓練完畢就要回臺灣。那時臺灣政治不安定，不想回去，就想找一所學校當避風港。

我要搬家前，請老闆替我找房子，他叫祕書替我找。祕書替我找了很豪華的兩房公寓，每月租金三百美元。我告訴他，租金太貴，我租不起，因爲我的薪水只有四百美元。他要我放心，因爲他會給我賺外快的機會。

於是，我搬到明尼蘇達的聖堡羅，距離學校及醫院，開車要二十分鐘。老闆每週末都讓我去殯儀館做解剖，每週有一、二個，每個一百美元，不愁租不起。三個月後，我申請的學生宿舍有空位了，就搬去學生宿舍。宿舍也是兩房，雖然小多了，但是每月只付八十美元。另一個好處是，我們住在有家眷的宿舍，孩子們有玩伴。明尼蘇達大學是很大的大學，學生有十萬人左右，臺灣去的學生也有兩百多個。彭准南、李界木、洪德生都是同期生。跟我一起修微生物學的侯豐男，拿到博士後回臺，當過中興大學昆蟲系的系主任。

一九七〇年，美國總統尼克森開放外籍醫師移民，我們拿交換簽證的那批醫師都可以申請永久居留，我不久就改變了身分。這時，我兩年的臨床病理訓練完成了，病理專科執照也考過了，博士所需的學分也都夠了，我的指導教授問我：「爲什麼不找工作？」我告訴他，我想拿到學位後，找一個教職。他說，我不需要博士學位也可以找到教職，他要幫我的忙。經過面試後，果然有人要我了。西雅圖華盛頓大學要聘我當講師，威斯康辛的密爾瓦基州立醫學院要聘我當助理教授，我的學位就半途而廢，搬去威斯康辛了。

從實習醫師到病理專科醫師，我碰到的除了那位女老闆外，都是好人，使我順利完成專業訓練。我也要感激太太的支持，好好照顧孩子，讓我無後顧之憂，專心學習。

屍體解剖

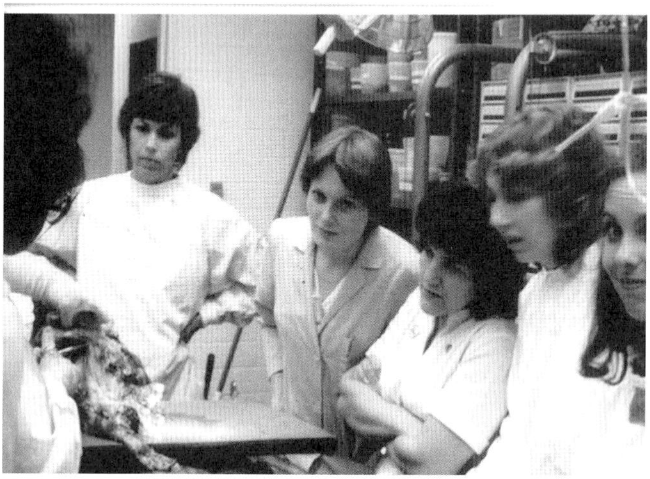

護士們看我做解剖。

當病理專科醫師的主要工作之一，是做屍體解剖。受完住院醫師訓練後，對屍體解剖已司空見慣。在明尼蘇達州當學生時代，因爲要賺外快，經常在殯儀館進進出出，對他們如何處理遺體，也看了很多，所以對死也看得很開。在密爾瓦基四年，主要是做生物化學檢查方面，屍體解剖比較少做。從密爾瓦基搬去印第安納州的蓋瑞城後，又身兼當湖郡的法醫，幾乎天天都要做解剖。

蓋瑞城是鋼鐵城，是全美國兇殺案件第二高的城市，僅次於底特律。每月月圓時，很多人到外面喝酒狂歡，經常釀成事端，所以槍殺案或酒駕肇事特別多。每一個屍體解剖，政府付給我五百美元，包括出庭去法院作證，一年下來的收入很可觀。每件槍殺案都要出庭，對付那些能狡辯的律師，不是簡單的事。另一個問題是，檢察官約我九點到，有時候等到下午還沒輪到我上庭作證，整天在法院等，浪費時間，其他事情都不能做了。做解剖時，我有位很好的助理，當時八歲大的老二，遇到週末時，常常去當我的第二助手，一點也不畏懼，倒是我太太，有一次要看看她的吃飯錢怎麼來的，進入解剖室待不到一分鐘，就覺得不舒服，後來還是忍耐看完。

美國的審判和臺灣不一樣，他們是由八至十二人組成的審判團來聽審，法官當主持人。通常被告律師及檢察官各自提出證據，經過激烈的辯論後，案件有罪與否，由陪審團來投票決定。陪審團要全部同意，才能定罪。有一人反對時就成懸判。懸判發生時，就要另選陪審團，審判得重新來。陪審團斷定有罪後，才由法官判刑。不像在臺灣由三位法官聽審；一位庭長、一位主審法官及一位陪審法官。三位法官決定一切，較容易受政治黑手的介入，造成不公不義的判罪。難怪常聽「一審有罪，二審減半，三審豬腳麵線」的烏龍裁判。

陪審的時間長短不一，像數十年前足球員辛普森的殺妻案件，審了將近兩個月，所有的陪審員都要與外界隔離，也不能和外界連絡，包括他們的家屬。當陪審團是美國公民應盡的義務，每兩、三年就會收到信，要你去當陪審團。陪審團的篩檢很嚴格，以前我都告訴他們，我當醫師沒辦法離開職位，都能獲免，現在我已滿七十歲，他們也不要我了，所以我沒有當過陪審團的經驗。

我做的解剖屍體種類應有盡有：自殺、槍殺、車禍、溺水、生蛆、燒成焦的，不勝枚舉。

有一次婦產科醫師用腹腔鏡，要替一位女病人做輸卵管結紮，打二氧化碳進入腹腔後暴斃，解剖是我做的。我小心翼翼，排除二氧化碳栓塞的可能性。病人家屬告婦產科醫師，檢查官要我上法院說明病人的死因。我說，我找不到二氧化碳栓塞的狀況，病人是死於反射性休克的。陪審團一致認爲是醫師有疏失，法官判醫師賠五十萬美元了事。

有一群高中生在放學回家途中，不知因何事吵架互相歐打，其中有一位死於現場。彼此沒有武器，我做解剖也沒發現明顯的外傷，但是發現食物卡在氣管。死者雙親不能原諒對方，後來看到我的報告後，知道他們的兒子是被異物嗆死，不是活活被打死，才原諒了對方。

另一位高中生在課外時間打籃球，突然死在球場。我做解剖發現，他患有家族性原因不明的心肌肥大症，我們勸告他的弟弟去做胸部X光檢查，也發現有同樣的毛病，父母親從此禁止他做劇烈的運動，可能救了他一命。

在臺灣，常聽到解剖的靈異事件，法醫楊日松接觸過許多命案，更遇過不少靈異事件，其中最出名的一件是「鬼電話」。一天半夜時，楊日松家中突然電話鈴聲大作。他太太從被窩裡爬出來接電話，之後把話筒轉交給他。楊日松在迷迷糊糊間，聽到對方向他說三峽發生一起命案，請他隔日到現場相驗。而第二天確實在三峽有個案子，不過驗屍回家後，夫妻倆一談，才突然想到他家根本沒裝電話，令兩人寒毛直立。高大成法醫也常在電視上說他碰到的鬼故事。

我做的解剖也有千具以上，但是我多年來未曾碰過一次，所以我到現在都不相信有鬼。有鬼一定就有神，沒見過鬼，叫我怎能相信有神呢？我中學時代，就接觸過牧師，上教會上查經班，聽牧師講道，沒辦法相信上帝的存在。我的小姨子在佛光山當尼姑，後來去英國倫敦大學拿到神學博士，她現在是南華大學的教授，她相信輪迴說。我問她，七十年前臺灣人口只有六百萬，現在有二千三百萬，多出來的一千七百萬是從哪裡來的？她說是從動物輪迴來的。我說，如果輪迴說成立的話，現在人口和動物數目的總和應該和七十年前一樣，但是很明顯的不一樣，她無法回答我的問題。

我不相信鬼神，我不排斥宗教，宗教都是要教人行善，都是好事，可是我信不下去。我吩咐家人，死後火葬，骨灰不必放靈骨塔，把它散布在大海中就行了。

六、七〇年代到美國發展的臺灣醫師

我們從醫學院畢業的年代，臺灣的醫療尚未制度化。除了幾家大醫院外，沒有住院醫師的訓練。那時候，美國又缺乏基層的醫師，向外廣徵實習醫師和住院醫師，因此當時的臺灣醫學院畢業生對留美趨之若鶩。但美國有些醫院把這些基層醫師當廉價勞工來用，當然有些醫院會眞正訓練這些基層醫師，讓他們有學習的機會，變成很好的醫師。我們這些在六、七〇年代到美國的那批臺灣畢業的醫學生，現在大部分都退休了，從前往美國到退休，都經過不同的生活階段。

剛去美國是適應時期，要適應不同的美國文化，要學習他們的語言。美國文化和我們截然不同，有些雖然是生活細節，卻會不知不覺被美國人當成笑話。有一天在員工餐廳吃飯，飯後吃香蕉，我把皮剝開後就送進嘴裡，坐在旁邊的護士生拚命地笑，我不知道做錯了什麼。後來問了老美同事，才恍然大悟。我的同事向我解釋說：「香蕉剝皮後，要放在碟子裡，用刀子切成小塊，再用叉子放進口裡吃。你的吃法很不雅觀。」他更進一步問我：「剝完皮的香蕉像不像男人的生殖器？把香蕉放進口中，像不像『口交』？」天呀！那時候我真是土包子，還不知道有口交那件事呢！

又有一次，我和另一位臺灣去的住院醫師，在醫師休息室聊天，一位老美醫師對他說不客氣的話，他怒氣沖沖要罵回去，但是不知道用英語怎麼罵人，脫口用了臺灣話XX娘罵他，老美莫名其妙，問我：「他說什麼？」我的英語比臺灣同事好一點，我告訴老美：「他要fuck你的母親。」老美笑笑地說：「我媽願意的話，我沒意見。」用三字經罵美國人，他們不痛不癢，還會消遣你呢！罵美國人最難聽的是go to the hell（下地獄）、son of the bitch（狗的兒子）。

美國人的飲食習慣也大不相同，青菜都是做沙拉生吃，有很多人吃不慣。有些蔬菜煮得很爛，好像小時候母親餵豬的菜，一點口味都沒有。吃魚時，把魚頭砍掉，切成魚片，不是炸就是烤，不像我們吃法多端，有清蒸、豆瓣魚、五柳枝等不同做法。他們不要的魚頭，我們把它做成沙鍋魚頭，是宴客的佳餚呢！總之，到美國後，對他們的文化、語言和飲食習慣，都要經過一段時間去適應。

我們當時到美國，是用交換簽證（exchange visa）出去的，五年受訓完畢後，要回臺灣兩年才能再去美國。當時，臺灣經濟蕭條，政治不隱定，大家都要想辦法住下去。同學相聚時，都在討論如何取得綠卡。少數未婚的，都想娶個洋媳婦，天經地義符合第一優先的條款，六個月內就可以改變身分，拿到綠卡，很快就變成美國人了。大多數的人都已婚，聽說當了美國人的父親後，也可改變身分，大家都拚命做人，同學、朋友間，弄璋弄瓦的消息源源不絕。也有人說，申請學校去念書，可以改變成學生身分。太太在三年內生了兩個男丁，讓我當了美國人的爸爸，同時我也走了當學生那條路，去明尼蘇達大學念書。想起當住院醫師時，經濟尚不富裕，又加上前途茫茫，大家都過得很節儉，每次出去旅遊，都住在同學或朋友家，省點旅館費用，也增加了同學朋友相聚的機會。

一九七〇年美國總統尼克森開放給外國醫師申請綠卡，醫師們去留的憂慮也解除了，在訓練完畢後選擇開業的地點。幾年後，住豪宅、開名車的比比皆是。孩子們念小學了，媽媽們有些要送小朋友去學鋼琴、游泳、跳舞等課外活動。這些第二代都很爭氣，成績都很優秀，不辜負父母親的培育。中學畢業後，很多都進入著名的大學，後來不是醫師、律師，就是工程師等專業人才。這和家庭教導有關，但遺傳基因也是重要的因素，因爲他們的父母親都是來自臺灣的菁英分子。

這些醫師們每天爲生活打拚，遇到週末難得有時間，就去打小白球、釣魚，或者在家裡整理庭院割草、看電視。有時，想來個方城之戰，常常三缺一。一年有三、四星期的假期，到處旅遊散散心。忙碌的生活裡，時間過得特別快。

當年小倆口出國時年輕力壯，雄心勃勃，經過一番奮戰，三、四十年過後，變成白髮蒼蒼、齒牙動搖而視茫茫。孩子在婚後遠走高飛，最後還是只剩下老夫老妻。雖然當了阿公阿嬤，但一年難得見面一、兩次，含飴弄孫的機會並不多。孩子們結婚的對象什麼國藉都有，有些家庭都變成聯合國，那些混血的孩子長得特別可愛漂亮。

開業的醫師們都很成功，財源滾滾，已經累積了足夠的退休金。留在學術界的，也都當了教授或副教授，若要退休，學校都有優厚的退休制度。最後要面對的是什麼時候退休？退休後住什麼地方？這個要有多方面的考量，要住在和兒女較近的地方啦，要住在氣候較好的地方啦，或住在朋友較多的地方……魚與熊掌不可兼得。

選擇賭城拉斯維加斯退休的醫師算不少，國防醫學院畢業的校友們，呼朋引伴，大約有四十位搬去賭城退休，其他學校畢業的加進來，也將近十位。本來在加州執業的，大概都會原地踏步，不會搬離加州了。

趁著現在還可以走動，應該到處旅遊，看美景、享美食。退休了不要憂心兒孫的事情，不能把幸福晚年寄託在兒女身上，要以自己的能力來安排晚年的生活。不要吝嗇，應該花就花，沒有用掉的錢，就不是你的。不要有一天走了，人在天堂，錢在銀行。

憶沙京利雅德行醫兩年

（本篇曾發表於《臺灣醫界》二〇〇九年第五十二卷八期。）

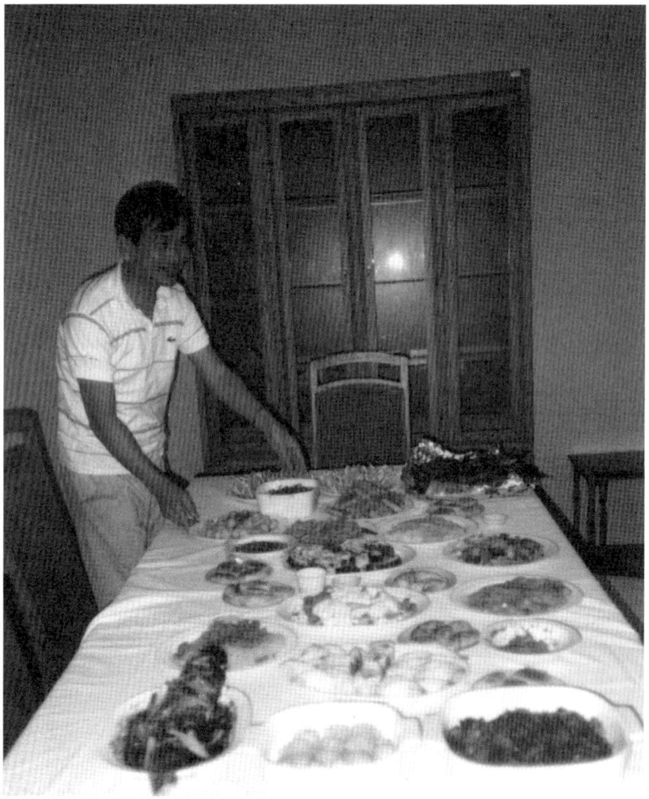

親自下廚請客。

在二十多年前的冬天，我偕內人搭上沙航飛機，到沙烏地阿拉伯首都利雅德的一家皇室醫院。那麼新穎，面積那麼廣大的機場，讓人驚嘆不已。走出機場，坐上醫院派來接我們的專車，向高速公路奔馳。那時候，夜幕已低垂，從車子窗口望出，隱隱約約可以看到一堆堆沙丘。約三十分鐘後，阿布都拉領著我們到醫院分派的宿舍。

宿舍區住有兩百多戶醫師，房子設備現代化，上下兩樓，三房兩廳，將近八十坪，家具齊全，包括電視機及廚房用具。「我們不必自己付電費，以後不要再下關燈令了。」我笑著對內人說。「不管付不付電費，電燈不用，把它關掉是好習慣。」她反駁地說。

我們的宿舍，剛好在網球場旁邊，對喜歡打網球的我來說非常方便。屋前有一小塊園地，上面種有花草。自動灌水系統早晚開放一次，割草和剪樹都由醫院園丁負責，我們再不需要像在美國那樣，要爲冬天除雪、夏天割草而愁眉苦臉了。

隔天早上，走路去醫院報到，從宿舍到醫院，只有十分鐘路程。一月初，在美國的家鄉，正是冰天雪地，寒風刺骨的時候。那時在利雅德，天高氣爽，氣候宜人。前往醫院的道路兩旁，種了沙烏地阿拉伯國樹——棗椰樹，一列列並排，羽葉微揚，有如鳳凰展翅。走進醫院，綠油油的草地，鮮豔的花卉，真不相信我身處於沙漠。

我工作的醫院叫費瑟國王醫院，這所醫院是七〇年代費瑟國王計畫興建的，只有皇家人員才有資格就醫。後來爲了造福平民，國王下令，凡是癌症病人都可以送去費瑟國王醫院醫治。費瑟國王醫院就變成了沙烏地阿拉伯的癌症治療中心，規模大過我任職過的私信治癌中心醫院。

醫院雖然床位只有五百床，但設備比起美國第一流的醫院毫不遜色。規模之大，眞是難以筆墨形容。員工約四千人左右，每月薪水支出就達一千萬美元。醫院有自備的發電廠、自來水處理廠、交通部門及育樂中心。交通部門擁有大小車輛兩百六十五輛。員工來自全球各地，醫師，護理人員及技術人員等專業人才，大部分來自美國。自從油價大跌，沙烏地阿拉伯經濟不像以前富有，對外籍員工大減薪水及福利，老美已經不願千里迢迢去沙漠地帶爲「五斗米而折腰」，有缺額，就被北歐的醫護人員取而代之。菲律賓籍的護士及專業人才也越來越多，那時僅有四位華人，都是從美國去的「冒牌」美國人。

人生地不熟的利雅德

剛到利雅德時，最讓我不習慣的是，每天五次的禱告。第一次是清晨三點鐘左右，他們禱告之前的叫拜聲，好幾次把我從夢鄉裡喚醒，禱告的時間並不固定，由日落日出的時間而定。出門購物時，若不注意禱告時間，隨意出門，常常會碰到閉門羹。有時正在買東西，要等禱告完畢，才會重開店門。

沙烏地阿拉伯女人外出時，黑袍及地，黑紗蒙面，我常替她們把絕色的臉遮起來而惋惜。很多人在沙烏地阿拉伯住了好幾年，從來也沒見過女人的臉孔，我因爲工作上的方便，甚至不應該看到的地方也看到了。沙烏地阿拉伯女人和醫師都很合作，除去面紗或衣物時都不扭捏作態，外籍女人不必蒙紗批袍，她們只要不袒胸，穿長袖的衣服及長裙就夠了。

沙烏地阿拉伯男人通常穿白色長袍，頭上帶著白格子的紅頭巾及黑色圓帽，腳穿拖鞋，王子或高官顯要，則外加一件鑲金邊的寬袍，腳穿高貴皮鞋。你有沒有想過穿長袍要怎麼小便嗎？只好學女人了。

在醫院工作用英語溝通，看病人時有人翻譯，不覺得有學阿語的必要。

但出門購物，或去城外遊覽，如果不懂阿語，有時候會像啞巴吃黃蓮。有一次去水果市場，選了三個哈密瓜，我問老闆多少錢？他告訴我「阿塞拉」，我再問一次「阿塞拉」是多少，他以爲我嫌貴，多放一個下去，又說一聲「阿塞拉」，這樣連續兩次，哈密瓜由三個變五個，要賣我「阿塞拉」，好在旁邊一個會講英語的老沙，告訴我老闆要賣五個十元沙幣。原來「阿塞拉」是十的意思。

另一次開車子去機場接太太，車子在途中故障，正好不遠的地方，停了一部警車，我走向前去，用英語向老沙警察先生說，我車子拋錨，請幫我叫部計程車，我得趕往機場接我太太。警察先生做了手勢，叫我上警車，他一聲不響，把車子開走，我以爲要帶我去機場，不久，把我帶到附近加油站，警察先生用阿語說：「苯井（汽油）。」他以爲我車子沒有汽油了，帶我去加油站加油。

我再次向他說：「車子拋錨了，請幫我叫部計程車。」他似懂非懂，又用手勢叫我上車，把我帶回車子拋錨的地方。我把車子引擎發動，換檔加油，車子沒有移動，他才知道車子出了毛病。我忽然想起飛機場及汽車二個阿語單字，我向警察先生說：「馬達爾，賽也拉。」這下我知道他領會了我的意思。上了警車，車子往機場方向開，我高興極了，以爲他要親自帶我去機場。過了幾分鐘，他用播音器叫一輛從旁邊駛過的賓士五百轎車停下。警察和駕駛員一來一往，好像爭論什麼似的，不久後警察叫我坐上賓士車。車主會講英語，他很不平的向我說：「警察誣控我超速，要我載你去機場抵罰款。」在沙烏地阿拉伯超速，罰沙幣九百元（兩百四十美元），又要坐幾天牢。

到了機場，我向車主感謝一番，下車就看到太太。她已經等了很久，打電話回家，沒人接電話，以爲我發生了車禍。以後，我常把這件事當茶餘飯後的笑柄。如果我不知道那兩個阿語單字，下場就不堪設想了。經過這次的經驗，太太和我報名參加醫院的阿語會話速成班。我們學會討價還價、問路等簡單會話。去商店購物，能講幾句阿語，老沙對我們倍加親切。

利雅德生活體驗

利雅德是個現代化的大城市，交通網四通八達，高樓大廈林立，超級市場及百貨公司多得像雨後春筍。這裡有很多同類的商店，聚集在一起，好比銀樓將近百家，每家金銀珠寶之類的首飾掛得滿壁，真像臺北市迪化街的雜貨店，掛滿南北雜貨，其他鐘錶街、電器街、布行也是同樣光景，但是彼此都很和氣。店裡的東西很少有標價，買東西時若不討價還價，有時候會吃大虧。

有一次我們看上了新力牌的音響，我對老闆說：「我有兩個兒子在美國唸私立大學，學費很貴，要多打點折扣。」老闆說：「我有四個太太，每個太太生四個孩子，我不多賺一點錢，誰養活他們？」

買東西時，店員常習慣性的問我：「你是哪裡來的？」我告訴他們：「我是臺灣來的。」老沙對臺灣人特別友善，有時會說：「臺灣是我們沙烏地阿拉伯的好朋友。」一位朋友去機場時，車子停在不該停的地方被拖走，通常罰款沙幣三百元，經辦人知道他是臺灣人，便說：「你是臺灣人，只罰一百就好了。」

此地的農夫市場，占地可能有一甲，攤位上百，全部要走完，也得花上一小時。蔬菜水果的價錢比超級市場便宜很多，種類應有盡有，都是當天由農場送來的。沙烏地阿拉伯雖然是沙漠一片，但是沙漠底下都藏有豐富的水源，可以用來灌溉農作物。沙烏地阿拉伯花了巨大費用，開發出不少農場，都是得力臺灣農業技術團的協助。稻米和小麥不僅可以自給自足，還可以輸出到其他中東國家。

芒果是我最喜歡的水果，在那裡的水果市場，一年四季都有芒果，是從不同國家進口的。五月時由印度進口的芒果和臺灣土產芒果很相似。吃了這種芒果，就憶起小時候家裡庭院前有兩株大芒果樹，有時一陣風吹過，熟了的芒果掉下一、兩個，孩子們爭著撿，有時爬上去搖幾下，芒果就像大珠小珠落玉盤地掉下來。

在宿舍後面的空地，我開拓了一個菜園，種了空心菜、莧菜、韭菜。到了夏天，因爲天氣酷熱，都停止生長。在寒帶地方，只有松柏不凋於歲寒。在沙烏地阿拉伯，只有絲瓜和毛瓜，能熬過酷熱而不枯。絲瓜要等到九月底，天氣開始涼爽，才會開花結果。在沙烏地阿拉伯種瓜類，要懂得祕訣，因爲那裡蜜蜂少，如果不替雄雌花人工傳粉，牽紅線，結果率就不高。

在沙烏地阿拉伯最大的享受是吃海鮮，魚市場的魚，都是當天由波斯灣或紅海運去的。蟹、蝦、鮪魚、石斑、白鯧、赤鯮、黑鯛等應有盡有。大蝦一磅只有美國的一半價錢。黑鯛肉質鮮美，軟嫩恰好，是做生魚片的好材料。請客時，以蘿蔔絲墊底，把生魚切一盤，很受歡迎。

我有做動物及魚類標本的嗜好，魚買回來，魚肉做菜吃，魚皮做標本，魚的內臟埋在菜園做肥料，真是一舉三得。在沙烏地阿拉伯兩年，做了不少魚類標本，甚至錄了一捲錄影帶。有時候，朋友問我：「那些標本是怎麼做的？」我放了錄影帶，從頭到尾說明得很清楚。

在魚市場也常看到魚缸裡賣生猛的吳郭魚。這種魚是臺灣的魚技團從臺灣引進的，那時的魚技團團長曾帶我們去養殖場參觀，從針頭大的魚苗養起，每天餵兩次，要半年才能上市。

難忘的回憶

在沙烏地阿拉伯認識老曾後，知道他也是釣魚的同好，就向他打聽釣魚的去處。好幾次，他帶我去東部霍埠小鎮，那裡有一家醫院，由臺灣醫療團支援。醫院裡住了幾百位老中，連街道都取有臺灣的名稱，如和平路、仁愛路，真如小型的唐人街。小林和老蔡是唐人街的「釣魚先角」，兩人帶我們去波斯灣放綑仔。這是一種放長線釣大魚的方法，每個綑仔母線有五、六十呎長，每隔三呎，左右綁一條子線。子線上掛鉤，再把魚餌掛上鈎子，等退潮時，下海把綑仔放下海底，兩邊綁著浮標做記號，隔天退潮後，再回來收綑仔。這種方法通常都是滿載而歸，是聰明的臺灣人發明的方法。有一次把綑仔放下海底後，我們去海灣口釣魚，那時候夕陽向晚，景色綺麗，如果時間能倒退五十年，此時此景，正是帶女友沿著海邊散步，欣賞這份詩情畫意的好時光。

我們把大草蓆鋪在沙灘上，就開始煮麵條吃，飯後已是伸手不見五指，用手電筒把魚餌上好後，就開始釣魚了。魚竿的頂端，裝有小鈴，如有魚兒上鈎，鈴聲會響，我們坐在蓆上，一邊聊天，一邊注意聽鈴聲。在波斯灣，除了釣魚、放綑仔，也可以在海灘上摸文蛤，有一次，我們只花了兩個鐘頭，就把三個大塑膠桶裝滿，打道回府。隔天，大伙兒在我家重聚，以文蛤肉煮了一大鍋海鮮粥，另一大盤放在微波爐烤到蛤口微開，味鮮肉美，大家吃得杯盤狼藉，連呼過癮。

沙烏地阿拉伯東邊以波斯灣爲界，西邊以紅海爲鄰。很早就風聞吉達附近的海底珊瑚奇觀。聖誕佳節，帶介民和逸民兩個孩子去沙烏地阿拉伯度假，全家人去吉達海邊潛水，果然名不虛傳，珊瑚綺麗，五顏六色，和它共生的魚類也是美麗奪目。

在沙烏地阿拉伯，禁設公共娛樂場所，生活刻板單調。我喜歡打網球，又住在網球場旁邊，每天至少打兩小時網球。中華民國大使館慶祝雙十國慶，舉辦了好幾項球類比賽，我僥倖得到網球單打冠軍及雙打亞軍。

中華民國大使館經常放映電影，不但可以欣賞國片，也有機會認識自己的同胞。在利雅德的臺灣團隊不少，中華工程、榮工處、中央印刷團、交通團、魚技團、臺電、農水團等等。中華工程及榮工團的弟兄們替沙烏地阿拉伯做不少工程，在利雅德下機，大家都會異口同聲讚美機場的別致新穎，其中一部分是中華工程弟兄們的汗水結晶。縱貫東西，穿梭南北的高速公路，不少路段是中華工程及榮工處包工興建的。農水團有昆蟲專家，指導沙烏地阿拉伯農業部防治農作物蟲害。臺灣對沙烏地阿拉伯幫忙那麼多，怪不得沙烏地阿拉伯對我們同胞那麼友善。但後來還是經不起中國脅迫，在我離開不久，宣布和臺灣斷交。

我們醫院有四千多名員工，大多數由歐美聘去。爲了不使他們生活枯燥無聊，醫院設有娛樂部，聘請專業人才，教導游泳、打網球及舉辦郊外活動，譬如去沙漠撿化石，有的古樸可愛，可以當擺飾。

有一次，醫院舉辦去沙漠搭營過夜，夕陽西下後，夜幕漸合，氣溫也漸漸涼起來。沙漠吸熱快，散熱也快，早晚溫差很大，到了晚上九點鐘，我們燒起一大堆火取暖，一邊烤肉吃。在沙漠裡，無拘無束，很久沒有開車的女士（在沙烏地阿拉伯，女人不准開車）也可以在沙漠裡奔馳，不怕交通警察來干涉，音響一開，男女也扭跳起舞來。沙漠裡的夜空，星星特別多，等到大家睡著了，萬籟俱寂，使人覺得格外荒涼。

第二天早上用完早餐，大家就開始尋找「沙漠鑽石」。這種石頭的硬度較低，但切割後也是晶光閃爍。和眞的鑽石相比，也可魚目混珠。我太太撿到鴿子蛋那麼大一粒，她整天笑咪咪的，不知道笑了幾天。聽說那顆石子可以切成四克拉大的鑽石。沙漠裡還有一種彷彿玫瑰的岩石，也是很珍貴的東西，沙烏地阿拉伯視爲國寶，不准帶出國境，我偷偷地塞在皮箱裡，也帶回幾個當擺飾。

沙漠裡，所見到的是黃沙千里，沙丘連延，遠望過去，沙漠延伸到天際，沙連天，不見分際。沙漠裡也可以見到矮樹雜草，夏天乾枯，冬天才見生氣。有些地方形同峽谷，懸崖絕壁。沙漠的風光和我們醫院的環境，成了強烈的對比。

沙烏地阿拉伯的交通規律很嚴，闖紅燈或超速，除了罰款外還得坐牢。

發生車禍，不管青紅皀白，先把肇事者關起來。我很慶幸，兩年內沒有坐牢的經驗。一位朋友在不該轉彎的地方左轉，馬上被關起來，好在同車的朋友，趕緊回去找人替他保釋。另一位朋友是某單位的主管，他的部下發生車禍，對方老沙受傷住院，肇事者知道事情嚴重，非坐牢不可，決定溜爲上策。主管先生慈悲爲懷，去醫院探望老沙，警察先生因爲找不到肇事者，竟把主管關起來，監牢簡陋，他太太還得託人送行軍床去，每天三餐按時送飯。在沙烏地阿拉伯，凡是犯強暴或謀殺罪行的均處死刑，偷竊罪的刑罰是砍手，沙烏地阿拉伯嚴刑確實有效地制止了罪行。

時間匆匆，兩年合約很快就接近尾聲了。經過十二小時的飛行，飛機冉冉降落在紐約機場，那些沙烏地阿拉伯女士把面紗拿掉，換上華麗的洋裝，走出機門。我爲安抵紐約鬆了一口氣。回到印第安納州的家，庭院已蓋了很厚的一層雪。在沙烏地阿拉伯雖然看不到這皚皚的雪景，但可看到黃沙滾滾。在沙漠裡，看不到雪夜闌珊的燈火，但有海市蜃樓。聽不到教堂的鐘聲，但有清眞寺的叫拜聲。我這一生已走遍全球各大部分，每個地方都有美好及不足之處。在異國裡，山川再壯麗，湖水再清澈，於與我何有哉！只有溫馨的同胞情誼，才是最珍貴也最令人回味，在利雅德兩年，深覺得那裡鄉情濃郁，雖然已經離開二十年以上，還是不能忘懷。

回和信治癌中心服務

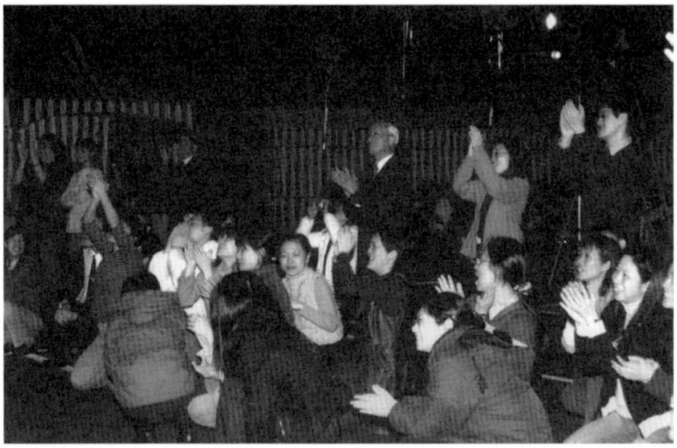

尾牙表演時，黃達夫院長拍手打氣。

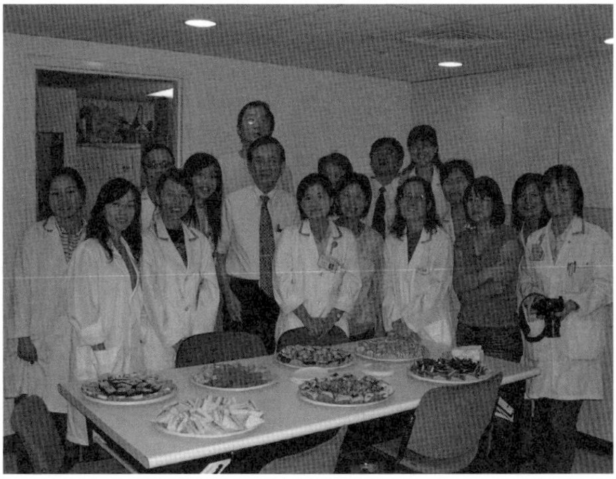

於和信退休時，病檢科同仁歡送。

過了半年的退休生活後，我覺得有點無聊，就想起是否可以有機會回母校——高雄醫學院教書。有一天，我打電話給當時的校長蔡塘熊，蔡校長要我和高醫附屬醫院院長林永哲聯絡。和林院長談過後，他說，要回臺灣服務，一定要有臺灣的病理專科執照。我說，我只想教書而已。林院長說，如果要教書的話，就直接和病理科主任聯絡。我打電話找病理科主任談，他事實上缺乏人手，需要人幫忙，但不知他心裡在想什麼，向我澆冷水，說教書錢不多。我向他表白，我要求不多，只要夠付房租，夠買回美國的機票，及足夠的吃飯錢就好，他還是決定不聘我。所以回高醫教書那條路也就行不通了。

我兒子逸民當時在德州休斯頓的 MD Anderson 癌症中心當放射科住院醫師，當時他的指導教授莊伯祥（現任和信醫院副院長）告訴逸民，他將離開 MD Anderson 癌症中心，回去臺灣服務。逸民問他爲什麼要回臺灣？莊教授說：「我是臺灣人，我要回饋我的祖國。」逸民告訴他：「我父親也是臺灣人，他也想回饋臺灣。」莊教授問逸民：「你父親叫什麼名字？」逸民告訴莊教授我的名字，他說他認識我，我們同是北美洲醫師學會的會員。有一年，北美洲醫學會在拉斯維加斯開年會，我負責醫師再教育的節目，我請他演講，所以我們相識的。

有一天，莊教授打電話給我，他說他要回臺北和信治癌中心服務。他說，和信治癌中心是新設立的，他相信他們需要病理專科醫師。他回臺灣後，會向院長推薦我。過了兩個月，和信治癌中心的院長黃達夫打電話給我，要我寄履歷表給他。我們用電子郵件通信，他看完了我的履歷後，希望我回去做一個月，並且同時報考病理專科執照。那時候是六月，剛好趕上報名，考試時間是九月初，所以我於七月底回臺灣，一方面在和信治癌中心上班，一方面準備考試。病理學會通知我，因爲我已經有美國病理專科執照，可以免考筆試，只需考顯微鏡下看切片。我詢問結果，大概三分鐘看一張切片，總共有二十五題，看完切片就要寫診斷，六十分及格。要準備也無從準備起，已經做了三十多年的醫師，當時很自信會考過。

考試那天就照平常心上考場，考生中有四位是美國回來的，其他二十五位都是臺灣應屆訓練的年輕住院醫師。美國回來的，除了我，有一位是在美國加州當病理醫師多年，上次沒考過，這次又回來重考；另一位是芝加哥大學前一年剛訓練完畢，也剛好考過美國病理專科執照；第三位是在紐約市一家大學醫院當病理副教授。考試完畢，等考試官評分，大家在討論考題時，我們美國回來的都覺得很訝異，臺灣的住院醫師講出來的答案，好幾題都是在美國做三十多年從沒看過的病，但是他們都知道。當時心裡很佩服臺灣病理醫師的水準很高，倒沒想到其中另有玄機！

考試成績終於公布了，落榜的只有我們四個人。當時我的眼淚幾乎要掉下來，傷心得什麼話也說不出來。那位芝加哥回來的林醫師，去和主考官理論，罵他考試不公，一定有作弊。我也在懷疑，但是沒有證據。

我垂頭喪氣地回醫院宿舍，第一件事情就是打電話，向美國的太太報告壞消息。聽了她一番安慰後，我就去吃晚飯洗個澡，躺在床上想著明天要怎麼告訴黃達夫院長。在床上整晚翻來覆去，無法入眠。

第二天早上七點半，黃院長已經在辦公室，我硬著頭皮走進去見他。我告訴他，我沒有考過，覺得很羞愧。他安慰我說：「我肯定你的專業能力，沒考過，再考就好了！去年我們班上的優等生陳錫華也沒考過，你就留下來吧！」我有黃院長的安慰及鼓勵，心裡就平靜下來。不只在加州史坦福大學當教授的陳錫華沒考過，我也聽過好幾個美國回來的都沒考過。我生平不知經過多少考試，只有這次沒考過。病理專科執照有臨床病理、解剖病理，次專科的皮膚病理，還有很難考的生化病理，我都是第一次就考上，我眞不懂臺灣的解剖病理爲什麼考不過，眞是匪夷所思。有了黃院長的承諾，我就安心地回美國休息，十月一日回和信醫院上班。

上班時，我打的報告有兩個人的名字，除了我的名字，就是當時病理科主任楊彰師的名字。醫院是用楊彰師主任的名字向健保局申請費用。這種做法是合法的，但是和我聯名的醫師要能信任我，因爲萬一有事情就會把他拖下水。那時候，楊彰師醫師和我不相識，但願意和我聯名，我實在太感激他了，也感激黃院長做這樣的安排，不是每位院長都會這樣做的。

上班後不久，認識了彭明敏的女兒彭葉醫師，她當時在臺大醫院當病理醫師，建議我去參加臺大的補習班，下次重考保證過關。經她的介紹，我就加入了補習班，每週六下午去看臺大的病理教學切片。二十多位學員都是明年要考試的病理住院醫師，來自全國各地不同的醫院。幾個月下來，我和那些年輕人混得很熟。時間過得眞快，距離專科考試只剩下兩週，班長就指派人去出題的幾家大醫院事先拿題目。考試的前一個週六，大家就來分享那些題目。考試時，題目眞的都在裡頭，我第二次眞的考過了。

解決醫院間的病理切片出借問題

和信醫院的工作非常忙，在黃達夫院長的領導下，它具有國際醫院的水準。在治療每位病人前，黃院長要求要有病理切片的檢查。有些病人來和信之前，已經在其他醫院做過病理切片，我們不能只看病理報告就給予治療，一定要向別家醫院借切片再審，確定診斷後，腫瘤科醫師才會替病人治療。借片子的事，早在創院之初，當時的院長宋瑞樓及執行長黃達夫就親自拜訪各醫學中心病理科，請求他們同意借出片子，以便做病理診斷的再確認。但是，借片子時常常遇到阻力，臺灣的病理醫師和美國不同，他們認爲我們在挑毛病，有些拒絕借片子，有些要我們去他們的醫院看片子，這是當時和信的一個難題。爲了病人，我也親自去某家醫院看片子，我認爲不能再長期如此，就想解決這個問題。

我要了解病理醫師的心態，爲什麼他們不願把切片借給和信醫院。首先，他們怕自己的錯誤被人發現；其次，和信醫院曾經處理不當，跟病人說別人的診斷不對，害得病人回去跟原來醫院的醫師大鬧。醫院深怕片子借出去後，會引起醫療糾紛，因此不願意這麼做。

我了解原因後，就研究出一套解決方案。我先向病理學會要求，他們開理事會時，讓我列席說明借片的重要性；然後寫了複閱時的一些規則，例如意見不同時的處理方法等。理事會開會時，我被兩、三位理事攻擊得差點招架不了。他們認爲借片是和信醫院的問題，和他們無關，並且大罵和信醫院，說和信醫院是麻煩的製造者，指證歷歷。過去，和信醫院眞的有製造一些麻煩，我代表和信醫院向他們致歉，我並保證和信醫院以後不會再犯相同的錯誤。接著，我告訴理事們，借片不是和信的事，而是臺灣病理界的事。將來每家大醫院，尤其是醫學中心，都有向別人借片的機會，這個問題一定要解決。我又向理事們說，片子依法是病人的財產，病理醫師無權拒絕。最重要是要有一套借片的程序準則（standard of procedure），包括意見不同時，雙方病理醫師如何達成共識，如何跟病人解釋，以免引起醫療糾紛。那次的理事會由謾罵開始，變成以心平氣和而收場。後來，我也請陳玉昆理事在會員大會時，向會員報告這件事。現在，臺灣病理界切片借來借去，沒有發生過問題，關於這件事，我沒有功勞也有苦勞。

和信醫院對醫師的薪水採取固定薪資，同時規定門診一診最多看三十個病人，這樣可以避免醫師不顧醫療品質，拚命衝績效。黃院長反對做研究、寫論文就發獎金，但醫師們照樣做研究、寫論文，我在和信醫院將近十年，曾經發表過十二篇論文。我經常給醫師們講解檢驗在臨床上的應用，會議室都是坐得滿滿的。我也曾經辦過兩次座談會，邀請國外大師來臺演講。

我很佩服黃達夫院長當時創辦醫院的理念：「以病人的福祉爲中心考量，不斷追求卓越。」「用心聆聽病人」、「承諾用心守護病人」、「永遠站在病人這一邊」，是他常常掛在嘴邊的口號。

黃達夫院長鼓勵員工勇於認錯，有一次有位護士錯把要排出病人腹腔積水的引流管，當做胃食管，而把爲病人補充的營養流質從引流管注入腹腔，結果引發腹膜炎。一發現這個錯誤，正在休假的醫師緊急從中部趕回臺北，爲病人開刀，並即刻向家屬道歉。經過這次的案例，後來開會檢討如何避免相同的錯誤再發生，決定把管線加上註記和顏色來區分，就不會再搞混了。病人家屬很感激院方坦誠以對。另一次，我們替病人做肺組織的冷凍切片檢查，我們四個醫師都認爲是良性腫瘤，不需進一步做肺部切除。隔天，正常染色的切片顯然是惡性。黃院長帶我們病理醫師去病房解釋並道歉，病人並沒有爲多挨一刀而抱怨。黃院長常說：「誠實對待病人，就會大事化小，小事化無。」

我在和信醫院和幾位同事創立了卡拉OK社，有空就去唱歌。我也曾參加卡拉OK比賽，並得過最佳創意獎。醫院尾牙時，也上臺表演。有一年的醫師節，還帶檢驗科三位小姐代表和信醫院出去演唱。在和信醫院工作很愉快，但是工作壓力很大，年紀大了難免有倦意。那年剛好有兩位住院醫師——施醫師和顧醫師，將在六月底受訓完畢，尚未找到主治醫師的工作，和信又沒缺。那時我就決定退休，建議黃院長聘他們兩位來遞補我空出來的缺。黃院長說，他可以升他們爲主治醫師，我不必退休。後來，施醫師及顧醫師都升爲主治醫師，我還是堅持退下來。

美國的醫療和臺灣有什麼不同

（本篇曾發表於美國加州太平洋時報，二〇一三年十二月十二日。）

我自一九九九年回臺灣已經十五年了，對臺灣的醫療已經有深入的了解。臺灣的醫療和我出國前相比，確實進步太多了。但是和美國比較，有很多不同的地方。

醫療保險

美國有很多健康保險公司，人民可以選擇一家投保，保險費用因投保內容不同，價差很大，保險政策不影響醫療品質。後來出現了HMO（Health Maintenance Organization）後，它的政策多少會影響醫療品質，例如用藥的限制，特別檢查項目需要委員會的許可。

全民健保是臺灣唯一的健康保險制度，因此，全民健保的優劣左右了全國的醫療品質。當初政府倉促推動全民健保，因來不及設計出一套公平、合理的支付制度，七拼八湊的結果，後來衍生了很多問題。正如前衛生署長張博雅所說：「全民健保是在腐爛的根基上建大樓。」從一開始，就注定是一場惡夢。

把醫院當商機

在美國，很少有千床以上的醫院，美國的醫院大多是非營利的機構。相反的，臺灣千床以上的醫院，比比皆是。醫院都是以賺錢爲目標，越大越會賺錢，賺了錢就蓋分院，甚至擴伸到中國大陸去。在當下的健保制度下，逼得小醫院及不少私人診所都關門大吉，將來有一天，中型的地區醫院也會走上關門之路。

在美國，我沒看過醫院有如菜市場的美食街，這也是商機，是臺灣醫療的奇觀。我走遍了美國五十州，也沒看過有並肩而立的醫院，像羅東聖母醫院和博愛醫院。當時蓋博愛醫院前，就有聖母醫院了。讓我很難理解的是，政府許可建醫院的過程是怎樣發生的。建醫院不要一味考慮商機，要考慮是否有醫療資源的浪費，要考慮是否對人民有利。如果是爲了人民的健康，不是應該蓋在沒有醫院的地方嗎？

臺灣長久以來，把醫療當生意做。導致醫院專注財務管理，而忽略了品質管理。醫院不用心去改善住院病人候床問題，卻注重高科技健檢、醫美中心的設立，顯然賺錢是醫院的優先考量。訂出來的政策，若有向錢看的政策也不足爲奇。

病人的迷思

病人感冒時，一個醫師看不好，就找第二個、第三個重複看，重複領藥。感冒在美國是不用看醫師的，除非發高燒不退或咳嗽不停。在臺灣，身體不適或芝麻小事，就要去診所打點滴，自付五百元才心甘情願。其實，花三十元去超商買一、兩瓶舒跑來喝，也有相同的效果。

美國平均每人每年因爲感冒而看醫師的次數爲零點一三次，而臺灣是二點八次，表示同樣是感冒，臺灣人看病的頻率是美國人二十一倍。這並不是臺灣人特別容易感冒，而是臺灣人不知道治療感冒是靠自身的免疫力，大概一星期就復原，不必找醫師。

臺灣人找醫師時也都去醫學中心，認爲醫院越大越好。在臺灣，健康人要早期診斷癌症，去抽血做腫瘤標記的篩檢，但有時花大錢，卻換來虛驚一場。國際癌症專家的共識，認爲最有意義的癌症篩檢，仍然是傳統的方法。乳癌需經過醫師的檢查與乳房攝影；攝護腺癌需指檢、經直腸超音波，與攝護腺癌特異抗原指數檢測；大腸直腸癌與胃癌是經糞便潛血，及內視鏡的檢查；肝癌則是肝炎的病史、胎兒蛋白指數的檢測與超音波檢查。當發現有可疑的變化時，再進一步做病理切片。

醫師看診量超多

健保論量計酬的設計，加上醫院用績效支薪，醫師們都盡量衝門診量。兩、三分鐘打發一個病人，完全否定醫療最根本的核心價值；沒足夠時間問病史與做身體檢查，哪裡談得上品質？制度既然是這麼訂的，自然而然就誤導民眾，以爲兩、三分鐘打發一個病人，是正常的醫療行爲，還認爲掛號越多的醫師越高明。兩、三分鐘的門診理所當然的成爲臺灣醫療常態。回想當年剛去美國當實習醫師時，看一個病人花二十分鐘相比，實在有天壤之別。

開會遲到早退

在美國開會時，大家準時到場，沒有早退的現象。在臺灣開會時，遲到十分鐘是常事，往往不能按照預定時間開會。還有不少醫師以看門診爲由，提早離開會場。我每個月主持的外科病理討論會，很有學習價值，可惜參加的醫師人數寥寥無幾。這種會議，在美國通常座無虛席。臺灣的醫師對自我再教育，好像沒有多大興趣，只顧自己的荷包。要更新執照時需要學分，對某些課程報名後，請人代簽到的也有所聞。

醫院評鑑頻繁

醫院評鑑是向美國學的，本來是好事。評鑑是幫助醫院找出缺點，以做改進。美國也沒有三年一次，每次評鑑剛結束不久，又要爲下次評鑑做準備，它是勞民傷財的一件事。評鑑的前一年，爲了準備，又要請人來做模擬評鑑，弄得上下雞犬不寧。醫院有沒有統計，每次評鑑要花多少錢？把這些錢用在刀口上多好。試問政府機構有沒有做研究，看看六年一次和三年一次有差別嗎？評鑑委員有沒有受外面的壓力或關說，評鑑時講公正話?

沒有責任感

有些醫師急診室需要他，夜間不願出來；有些醫師，住院病人出問題，護士叫他也不回應。不知道醫師的責任，是要協助他的病人得到必要的醫療。醫師必須把回應病人的不時之需，當作自己的責任。原則上，只要病人有需求，醫師必須及時回應，而病人的需求是不分晝夜或假日的。這種不負責任的事情，我在美國沒有看過，也沒聽過。

缺乏醫學倫理

曾經有一位教學醫院的科主任，利用手術機會，將別人的癌組織摻入病人的組織，開具不實的診斷證明事，詐騙保險金。也有兩位當民意代表的醫師，用人頭病人詐領健保費上億，這種事情在美國也是沒聽過的。

缺乏家庭醫師

大部分的美國人都有家庭醫師，家裡大小有三長兩短，就去看他們的家庭醫師，有需要時再轉診給專科醫師。在臺灣，肚子痛時要靠自己摸索，去看胃腸科好呢？或去看外科好？有時候不知道看哪一科醫師，就乾脆跑去急診室，無形中就增加了急診室的負擔。

發表論文給獎金

以前我在美國發表過六十多篇論文，都沒拿過一分錢。在臺北和信治癌中心也發表過十篇論文，黃達夫院長沒用獎金來鼓勵做研究，但是很多醫師對研究及寫論文，都把它當作是當醫師的另一任務。在羅東聖母醫院三年多，發表過四篇論文，也領過不少獎金。據我所知，全臺灣除了和信治癌中心不給獎金外，每家都給。在這樣的環境下，到底做研究是追求眞理還是獎金。我反對給獎金的政策，這樣會造成有錢才會動的醫師。

結論

臺灣的醫療環境雖然不錯，但若要向上提升一層，需要健保政策的改革、醫院政策的改變、好醫師。選對醫學生，才能訓練出好醫師。在臺灣，醫學院用考試來錄取，只依高分入學，然而，溝通能力、責任感、憐憫之心、品格人生觀、價值觀等，是考試測不出來的，所以臺灣醫療界存在著不少不適任的醫師。

在和信治癌中心服務，挑選住院醫師面試時，我問過爲什麼要念醫，答案多是賺錢或順父母親之意，難怪臺灣有很多視錢如命的醫師。美國申請醫學院的學生，都有經過四年大學教育及人生歷練。他們之中選出大約百分之十來面試，數位面試官甄選出具備成熟人格特質的學生，才給予入學許可。臺灣要有好醫師，應該考慮改變選擇醫學生的方法。

職業生涯的終點站——羅東聖母醫院

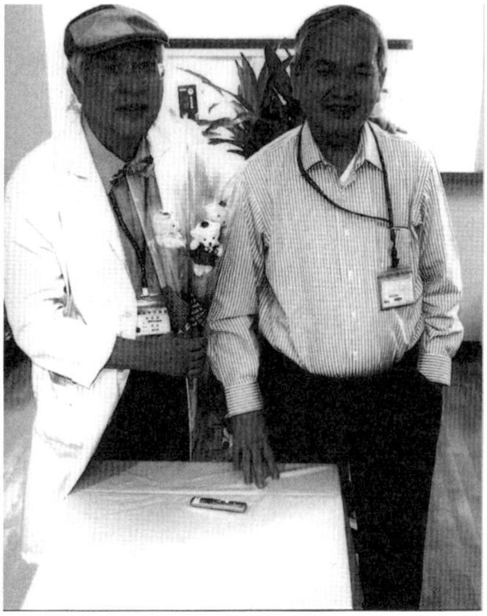

陳永興院長和我。

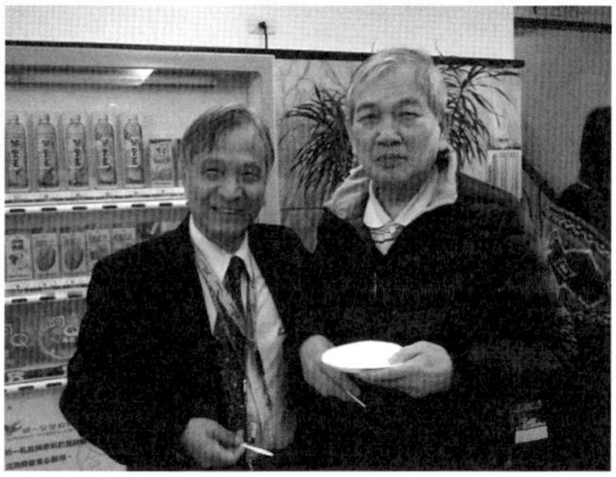

蔡米山副院長和我。

和信醫院退休後，我計畫要到處去玩。我向旅行社訂好去吳哥窟及九寨溝旅遊，行程是從臺北出發，所以出發的前兩天先在臺北停留，目的是要去看好朋友柯建興夫婦。柯建興是前和信醫院的同事，他帶我和太太去見保吉生技公司的簡董，可能是他們事先的安排，簡董就帶我去羅東聖母醫院拜見陳永興院長。陳院長也是高雄醫學院畢業，小我十二屆。他當過國大代表、立法委員、高雄市衛生局長。他鼎鼎大名，我在和信醫院時，他去演講過一次，口才很好，我對他印象很深刻。

談沒幾句，他就開門見山向我表白，他的病理醫師六月底要離職，他已經找很久，找不到病理醫師，所以請我再出江湖，重操舊業。我想我們未見面前，他已經向他的好朋友賴其萬教授，打聽過我在和信醫院的表現及爲人處世。我猜想幾分鐘談話後，以他精神科醫師的專業，立刻判斷我還沒有老人癡呆症，就決定我還有被「資源回收」的價值，因此就用他的好口才，要說服我留下來，不讓我再回美國去。他開始時講了聖母醫院義大利神父、修士、修女們，默默在臺灣奉獻的故事。他們學臺灣話，照顧臺灣的痲瘋病患、殘障者、智障者、結核病人、小兒痲痺兒童、失智老人、原住民、小朋友，數十年如一日無怨無悔，變成了比臺灣人更愛臺灣的異鄉人。

更令人感動的是范鳳龍外科醫師，將一生美好的時光，都獻給他的病人。全年無休持續服務三十八年，總共完成八萬多件外科手術。陳院長給我看一張相片，是羅東郊外丸山山坡上的一塊墓園，他說墓園裡躺著十一位外籍神父。他們年輕時遠從歐洲飄洋過海來到臺灣，爲臺灣人付出他們一生的青春和歲月，最後化成了臺灣人靈魂的骨灰，躺在臺灣苦難的大地上。聽完陳院長講的故事，我深深受感動。他們從外國跑來羅東，替羅東人服務，我是臺灣人，爲什麼不能？於是我下決心同意到聖母醫院服務。我和太太出去旅遊，前後十二天，回來後，七月一日開始上班。

搬來羅東後，我在醫院附近租了公寓，上班用走路的，七分鐘就到醫院，中午還可以回家午休，生活機能很好。工作量沒有和信醫院那麼重，院長又怕我這位老人家太勞累，又請鄒醫師來兼任，每週幫忙兩天。病理科總共有七位職員，是一個溫馨的小家庭，大家合作無間。

以前常被投訴，有些病理報告拖很長時間才出來，影響了病人的治療，也影響了病歷室的作業。爲了要挽回形象，小件的檢體不超過四十八小時就把報告發出去，大件不超過七十二小時。我盡量要以和信醫院爲標竿，每星期一次，集合臨床醫師、放射科醫師，討論新診斷癌症病人的治療方針。後來，組織癌症治療品質提升小組，走向癌症治療品質認證之道。

有一天，以前在和信醫院的同事，蔡繼志醫師和陳哲雄醫師來羅東找我，我請他們吃飯。我們談到病人的照護時，蔡醫師說，和信醫院正在準備和全國各地的醫院合作。因爲和信醫院的病人，來自全國各地，治療後的追蹤，如血液檢查、X光檢查要從臺東或屏東跑來臺北，對病人來講很不方便。我跟蔡醫師說，每年聖母醫院也有不少病人，被診斷有癌症後，慕名去和信醫院治療。這些病人治療後的追蹤，非去臺北不可。如果兩家醫院能合作，眞的可以使病人方便很多。蔡醫師回臺北後向黃達夫院長說明，聖母醫院有和他們合作的意願，黃院長馬上同意並商討合作計畫。我告訴陳永興院長，陳院長也很高興要和他們合作。這個計畫是三贏的；給病人不少方便，減少和信病人量的負荷，提高聖母醫院癌症的治療品質。在合作計畫裡，和信醫院會和聖母醫院有技術上的交流。兩方面相關人士已做過互訪，希望在短時間內可簽約實施。

來聖母醫院不久，我和醫療副院長蔡米山醫師結成兄弟般的好友，每天茶歇時間都去他的辦公室喝茶聊天。蔡副院長也是高醫畢業，在美國受胸腔內科完整訓練，而且他哥哥蔡長宗是小我一屆的高醫同學，所以大家很談得來。去蔡副院長的辦公室時，公關室是必須經過的地方，幾乎每天都去那邊打招呼或寒暄。公關室俞主任、賴先生及素玉小姐，都給我VIP級的招待。工作之餘，我常去各部門走走，上至行政部門、護理部護士小姐，下至清潔工人，我都認識不少人。連醫院附近賣魚、賣肉、賣水果的商家，我也認識。醫院前面排班的計程車司機，也都變成好朋友。我在羅東的日子，過得很快樂。我不開車也沒騎機車，外出全靠兩條腿走路。羅東並不很大，週末大街小巷到處鑽，幾年下來變成「羅東通」了。

陳永興院長廣結善緣，政商名流各界人士都有，有飯局都不會忘記我，吃遍了羅東、宜蘭、礁溪附近的知名餐廳。爲了招募醫師，他去美國巡迴演講，掀起鮭魚返鄉的熱潮，有三位在美國已退休的醫師，回臺灣加入聖母醫院的陣容，我們被稱爲「老公仔標」。因爲老公仔標的老伴經常回去美國照顧孫兒女等，變成獨居老人，陳院長很照顧這些老人。宜蘭縣好山好水，風景美麗宜人，假日很多地方可以去走一走、散散心。

礁溪是著名的溫泉鄉，喜歡泡湯的人可以去那邊泡一泡，舒解壓力。南方澳是有名的漁港，有新鮮又便宜的海鮮餐廳。可以吃到一種罕見的鮟鱇魚，外型醜陋，卻是日本關東入冬不可不吃的人間極品。牠們結實不鬆的肉質，緊密的像龍蝦一般，據稱含豐富膠原蛋白，有美膚作用。肝臟好吃，可媲美鵝肝。另有一種全身都是硬殼的角蝦，是蝦界的鐵甲武士。牠的卵很特別，不是金黃色而是藍色的。肉質很Q彈，美味令人念念不忘。

有一天早上上班之前，太太發現我睡在地板上，我也記不清楚自己怎麼從床上掉下去的。她知道情形不對，馬上打電話給蔡米山副院長。因爲我有高血壓的病史，她怕我中風了。蔡副院長做了檢查，告訴我太太說不是中風，就把我送去急診，做更詳細的檢查。蔡副院長派一一九救護車送我去急診室，在急診室做完檢查後，他懷疑是敗血症，開始給我抗生素的治療，讓我住進病房。第二天報告說，我血液內有革蘭陽性的細菌，第三天更一步查出這株菌叫單核細胞增生李斯特菌（Listeria monocytogens），會診感染科林聖一醫師，給我正確的抗生素，治療十天。我前後在醫院住了一星期。除了剛去美國的第一年，被懷疑肺結核送去住院三天外，事隔四十多年都沒住過院。這一次眞正體驗到做病人的感受。謝謝蔡副院長、林聖一醫師及照顧我的護士小姐們，也感謝陪我在病房度過無聊日子的太太。我眞佩服蔡米山副院長高明的醫術，他不只是好朋友，也是救命恩人，我至今仍不了解我怎麼感染到李斯特菌。過了半年，又因高血壓控制不好住院五天，眞是禍不單行。

聖母醫院的宗旨是傳播福音，服務病人。陳院長到任不久，他看出臺灣已經邁入高齡社會。宜蘭的老人人口占百分之十三，他體認到照顧老人的責任與使命，開始募款籌建老人醫療大樓。我很佩服他的募款能力，很快就募到六億。老人醫療大樓已開始動工，預定兩年可以完工。我擔心的是完工後開始啓用時，找不到受過專業訓練的人來照顧老人們。依照陳院長的規劃，聖母醫院的老人醫療大樓，是可以考慮長久居住的地方。

想不到羅東聖母醫院將變成我職業生涯的終點站，好像已經聽到職業生涯的火車上的播音，「聖母醫院站快到了，下車的旅客請準備下車」。

第二章
診治觀點

臨床病理醫師應該要做的事

（本篇曾發表於《臺灣醫界》二〇〇六年第四十九卷二期。）

在我四十年的病理專科醫師生涯中，有不少場合被問到「你做什麼維生？」在美國，當我回答我是病理專科醫師時，有一半以上的人不知道病理專科醫師到底做什麼，既使知道也是很膚淺，以爲病理醫師在做有關解剖屍體的事。在臺灣，一般民眾也十之八九不知道病理醫師做什麼？

病理分爲解剖病理及臨床病理，大部分從事醫療相關人員僅知道解剖病理，包括大體解剖、組織病理診斷及細胞學診斷。在美國也好，在臺灣也一樣，很多醫師和護理同事們，都不知道除了解剖病理，還有臨床病理這一門。

在臺灣，很多大醫院都沿襲日治時代實驗診斷科的名稱，較小的醫院稱之爲檢驗科，很少叫臨床病理科。實驗診斷科或檢驗科，通常都聘請臨床醫師或醫檢師當主管，因爲臨床病理醫師很少。臺灣的臨床病理學會會員不到一百五十名，其中也有不少是其他專科的臨床醫師，眞正的臨床病理醫師寥寥可數。目前臨床病理住院醫師訓練尚未成熟，而且缺乏與臨床醫師間的互動，因此很多醫師不知道臨床病理專科醫師的存在。

以前我在和信醫院時，收有兩名臨床病理住院醫師受訓，他們穿梭於臨床各部門之間，有不少同事諸如上述，不知道臨床病理醫師到底在做什麼，因此特別撰文介紹臨床病理醫師在醫院應該扮演的角色。

臨床病理醫師的任務簡述如下。

品質保證的參與（Participating in quality assurance）

臨床病理醫師應該了解每天品質管制的狀況，每月要審閱品管表（Levey Jenning's chart）[1]，及院外品管測驗的結果（proficiency test）。解決科內和品質管制衍生的相關問題。例如，採血標本有 heparin 的污染導致 PTT 的延長、sodium citrate 的污染導致鈣離子的減低、EDTA 的污染導致鉀離子的升高等，臨床病理醫師要負責做抽血的醫檢師或護士的在職訓練，以減少污染情況的發生。臨床病理醫師要充當品質管制委員會的召集人，每月主持會議。醫檢師的在職教育，也是臨床病理醫師的職責。

行政業務的推展

編列科內預算及參與選擇檢驗用的儀器及試劑，參加醫院的品質管理委員會、感染控制委員會及輸血委員會等。

具備電腦資訊的知識，和醫院資訊部門及臨床醫師合作，設立檢驗科適用的資訊系統及其維護。

稽核臨床實驗室之使用（Audit clinical laboratory utilization）[2]

甲狀腺功能檢查，可以用敏感特高的 TSH 來做篩檢。在某些情況下，TSH 有不正常時，再做 free T4 或 free T3 的檢查，不必同時做 free T4、free T3 及 TSH。醫師要排除自體免疫性疾病（autoimmune disease）時，首先做 ANA (antinuclear antibody) 的檢驗，如果 ANA 結果是陰性，就不必做 ENA (extractable nuclear antigen) 的檢驗了（當然有些例外）。[3] 臨床醫師不知道同時做 TSH 和 free T4、free T3 是醫療資源的浪費，同時做

ANA 及 ENA 也是一樣。臨床病理醫師有責任向臨床醫師說明，同一天做兩套小便細菌的培養也是不需要的。

有些病人看門診時，醫師已經做一些檢驗的要求，住院後不同醫師不知情，可能重複要求做同樣的檢驗，如此一來，如果呈報健保局時，不僅被刪減，還會擴大被罰。臨床病理醫師應該建立機制，以防止這類事情發生。

提供臨床醫師病理檢驗諮詢，讓他們能做正確檢驗項目的使用及選擇。

1. 臨床生化學方面（Clinical biochemistry）

(1) 解讀較特殊的檢查，如 serum protein electrophoresis, immunofixation, hemoglobin electrophoresis 等。

(2) 解讀一般生化檢查的意義，如 SGOT 比 SGPT 高的臨床意義。做生化檢驗時，發現病人只有 alkaline phosphatase 增高時，要和臨床醫師討論可能的病因，建議做一步的檢查去求證。Serum amylase 上升，但病人沒有急性胰臟炎時，應做何解釋。

(3) 引進最新而適用的檢驗項目。例如用 troponin I 取代 CKMB，做心肌梗塞的診斷。引進高敏感度 CRP (C-reactive protein)，來預測心血管病的患病或然率[4]。

(4) 病人做腫瘤標幟篩檢，發現標幟增高後，做了所有檢查，包括 PET-CT 都找不到腫瘤，臨床病理醫師要能解釋其可能的原因，要教育臨床醫師，腫瘤標幟是做治療追蹤之用，不能用來做癌症早期診斷的篩檢[5]。

(5) 和病人與醫師討論服用中草藥可能發生的不良反應或造成檢驗值的變化。

2.血液學及血液凝固學（Hematology and coagulation）

(1) 看不正常血液抹片的型態學。

(2) 病人有血液凝固異常或有容易出血的傾向時，應向臨床醫師建議如何 work-up。或臨床病理醫師親自檢查病人，詢問病史後，依病人狀況向臨床醫師做適當檢查的建議，找出病因以便治療。

(3) 臨床病理醫師能夠向臨床醫師解釋，爲什麼在別家醫院做的 PT 或 PTT 的參考值，和自家醫院的參考值不同。

(4) 醫師要求做 D-dimer 去排除肺部血栓症（pulmonary embolism）時，

要用 EIA 的方法檢查，因爲用 latex agglutination 做出的結果敏感度不夠。

(5) 有些醫院可能沒有血液科專科醫師，臨床病理醫師要有能力做骨髓穿刺術。

3. 輸血方面（Transfusion medicine）

(1) 病人發生輸血反應時，臨床病理醫師要調查輸血反應的原因，例如鑑定血球抗體的存在，建議以後必須輸血時應該用什麼血品。教導臨床醫師如何預防或處理輸血反應。

(2) 臨床病理醫師要稽核（audit）各項血品的使用，以避免濫用，維護病人安全[6]。

(2) 複雜檢驗項目測試的詮釋，如：血小板抗體及各種免疫的檢驗。

4. 細菌及免疫方面（Microbiology and immunology）

(1) 告訴臨床醫師，抗生素或其他藥物做 therapeutic monitoring 時，應該經過藥物五個半衰期（half life）後才能抽血（即達到 steady state 後）。什麼時候抽 peak level、什麼時候抽 trough level 的時間表也很重要。

(2) 和臨床醫師討論 ANA pattern 的重要性。Homogenous pattern 時，建議進一步測 Anti-DNA test，以做爲 SLE 和 drug induced lupus 的

鑑別診斷。其他 pattern 時，視臨床的需要建議進一步做 ENA，如 LLSa、LLSb、JO-1、Scl 70 等。

(3) 細菌檢驗 Gram stain 的再審

以上是一般臨床病理醫師最起碼的任務，篇幅有限，僅列舉以上幾點臨床任務爲拋磚引玉之用。臨床病理也有次專科之分，如臨床化學、血液學、細菌學及分子生化學。在臺灣沒有次專科的證書，在美國要做一年的 fellow，經過考試及格後，才能拿到次專科證書。

結語

因爲篇幅的關係，本文列舉一些臨床病理醫師在醫院應該做的事。希望本文能帶給一般臨床照顧病人的醫師及其他同事們一些概念，讓他們知道臨床病理醫師可以幫他們對病人做什麼。不要以爲臨床病理醫師只是一個頭銜，有其名而無其實。訓練臨床病理住院醫師的負責人，或許可以得到些許概念，做爲如何訓練住院醫師的方針。希望醫院高層的行政主管，體會臨床病理醫師對檢驗品質把關的重要性，肯定並重視臨床病理醫師充當檢驗室和臨床醫師溝通橋樑的必要性。臨床病理醫師可以做臨床醫師的顧問，解決檢驗可能節外生枝的問題，因此醫院需要有專職臨床病理醫師的編制。也希望政府高層能肯定臨床病理醫師對醫療的貢獻，臨床病理醫師可能使病人照顧更周全，減少不必要的住院日數及檢驗，以及減少可能因誤診導致治療上的浪費或更嚴重的傷害。因此，他所做的工作，健保局應該給予合理的報酬。最後，也希望臺灣臨床病理學會能更積極向社會民眾、政府機關及醫界，告知臨床病理醫師存在的價值，鼓勵年輕醫師們走上臨床病理的大道。

參考文獻

1. Westgard JO, Barry PL, Hunt MR: A multi-rule Shewhart chart for quality control in clinical chemistry. Clin Chem 1981;27:493-501.
2. Laposata M: What many of us are doing or should be doing in clinical pathology. Am J Clin Pathol 1996;106:571-573.
3. Kavanaugh A, Tumar R, Reville J, et al: Guidelines for clinical use of the antinuclear antibody test and tests for specific autoantibodies to nuclear antigens. Arch Pathol Lab Med

2000;124:71-81.

4. Ridker PM, Glynn RJ, Hennekens CH: C-reactive protein adds to the predictive value of total and HDL cholesterol in determining risk of first myocardial infarction. Circulation 1998;97:2007-2011.

5. Bates SE: Clinical application of serum tumor markers. Ann Intern Med 1991;115:623-638.

6. Lam HTC, Petz S, Kanter MH, et al: Effectiveness of a prospective physician self-audit transfusion-monitoring system. Transfusion 1997;37:577-584.

從病人的安全談起

（本篇曾發表於《臺灣醫界》二〇〇五年第四十八卷十期。）

自從二〇〇二年十一月二十九日，臺北縣發生護理人員把肌肉鬆弛劑當B型肝炎疫苗注射嬰兒事件曝光後，臺灣接二連三發生了幾件醫療上的疏誤。二〇〇二年十二月八日，藥師或護士錯把降血糖藥當成感冒藥，竟有一百二十三名病人領錯藥；二〇〇四年六月十八日，病人接受配對錯誤輸血；甚至也有把香港腳藥膏當眼藥發給病人。正因爲醫療錯誤層出不窮，加速了臺灣醫療政策機關著手醫療的改革，其中注重醫療品質的提升，及建立病人安全的醫療環境。新修正的醫療法已經於二〇〇四年四月二十八日總統公布後開始實施。

臺灣對病人的安全議題的關注，比美國慢了四年，比起澳洲、英國或日本也慢了三年。我們不怕慢一些，只怕不去做。對政府注重病人安全的政策的設立，是可喜可賀之事。

早在一九九九年十一月，Institute of Medicine 所出版的《To Err is Human》中指出，美國每年有四萬四千至九萬八千人，因爲醫療疏失而死於醫院內，比死於車禍、乳癌或愛滋病的人還多。Institute of Medicine的研究報告指出，健康照護的危險性比攀岩、跳傘、搭飛機等高出許多。

根據臺大石崇良醫師於二〇〇三年九月所完成的調查報告，臺灣醫療錯誤的主要型態有下列十三項：

1. 問診錯誤（忘了問該問的問題）
2. 檢查錯誤（該做的沒做、不該做的做了）
3. 症狀觀察錯誤
4. 判斷錯誤
5. 醫療方法選擇錯誤
6. 技術或遺留之錯誤
7. 醫療儀器操作之錯誤
8. 投藥副作用及放射線之錯誤
9. 助理人員及護理人員之過失
10. 說明之過失
11. 轉診之過失
12. 醫院管理之過失
13. 急救時之過失

除了上述十三項，還有一種錯誤型態沒有被石醫師提出。這個型態是有關病理診斷沒有再確認。它和病人的安全息息相關。我要以病理專科醫師的身分，說明病理診斷的再確認對病人安全的重要性。

臺灣的病人有特殊的文化，就是以感冒為例，有時也要看兩、三個醫師，好像買東西，非貨比三家不可，更何況是被診斷患有癌症。被診斷患有癌症，要被治療前和感冒不一樣，貨比三家是天經地義之事，是病人的權益。

以一位腫瘤科專科醫師的立場而言，若病人拿來另一家醫院的病理檢查報告來詢問你的第二意見時，你應該怎麼做？在這種情況下，腫瘤醫師應該請自家醫院的病理醫師，再審另一家醫院所做的切片，確認了病理診斷後，才做適當的動作，譬如給病人建議或治療。我不是鼓勵你要懷疑病人帶來的病理診斷，病理醫師是人，人非聖賢，孰能無過，尤其在百般忙碌中，病理醫師的診斷也可能發生錯誤。切片的再審在美國是標準程序（standard of care），我們在臺灣也要把它當作標準程序，如果沒有做切片的再審，萬一發生了事情，違背了標準程序，在法院是站不住腳的。一個外科醫師相信病人乳癌切片檢查的報告是癌症，做了乳房的切除後找不到癌症的例子，不僅在臺灣，在美國也發生過。和信治癌中心醫院的規定是，每個病人的外院病理切片都要再確認診斷。我們在二○○二年的外片個案共有七百一十五件，經再審結果有四十二件的診斷和外院不相同，其中有十件，外面診斷惡性腫瘤，我們的再審認爲是良性；有五例在外面診斷爲良性，我們認爲是惡性；也有二十七例雖然我們同意是惡性，但是惡性腫瘤的分類不一樣。這些的治療方法都不盡相同。這個研究報告，證明病理診斷再確認的重要性了。它也是把關病人安全的措施[1]。

切片的再審也衍生了一些問題。當我們向外院借切片時，少數外院的病理醫師會認爲切片的再審是對他們診斷的不信任，而拒絕把片子借出去。那些少數的病理醫師不知道切片再審是外科病理品質保證的一環，美國Association of Anatomic and Surgical Pathology 把它定爲標準程序[2]。醫療法第七十四條規定：「醫院、診所診治病人時，得依需要，並經病人或其法定代理人、配偶、親屬或關係人之同意，商洽病人原診治之醫院、診所，提供病歷複製本及各種檢查報告、資料。原診治之醫院、診所不得拒絕，其所需費用，由病人負擔」。所以根據醫療法，做病理切片檢查的醫院，不得拒絕送片子給別的醫院再審。

臨床醫師治療病人之前，應該請病理醫師確認診斷。被要求借片的病理醫師應該配合需要，盡早把切片寄出。

無可置疑地，切片的再審會帶給對方不少麻煩。其實準備切片外寄所付出的勞資及所花的郵資，依法應由病人負擔。最重要的是，兩方面意見不同時，臨床醫師應該如何告訴病人，不要引起病人不必要的誤會。

醫師問診時，很少問病人有沒有服用中草藥。病人如果服用銀杏、大蒜精等營養用補品，開刀前一定要停止服用，否則開刀中可能大量出血，因為那些補品可以抑制血小板凝結。[3]中藥配方可能含有重金屬，常常服用，可能導致重金屬中毒。[4]醫師一定要輔導他的病人。如果醫師的病人因服用銀杏開刀時大量出血而不治，或服用中藥患了重金屬中毒，似乎與醫師無關，但其實都患了所謂的問診錯誤——忘了該問的問題。

不少醫師告訴健康人說，抽血做多項腫瘤標識的篩檢，可以早期診斷出癌症。有不少人因為發現腫瘤標識值高，進一步做了很多檢查，甚至做了正子斷層攝影（PET）也找不出哪裡有癌症，花了很多錢，換來的是憂鬱症。本來好好的變成需要看精神科醫師。這樣子的醫師是患了石醫師所指的檢查錯誤——不該做的做了。腫瘤標識的主要用途是做為追蹤癌症病人的依據，看看治療是否有效，或者開刀後，腫瘤是否復發[5]的參考輔助方法之一而已，而不是用來健康檢查、篩檢有無癌症之用。

醫療錯誤的降低與病人安全的維護，已經成為世界各國醫療照護上的重要議題，目前臺灣到處都在探討如何減低錯誤。討論範圍，包羅萬象，無微不至。僅此提出三種以前少被提起而可能發生的錯誤，以做爲警惕。

參考文獻

1. Tsung JSH: Institutional Pathology Consultation. Am J Surg Pathol 2004;28:399-402.
2. Association of Directors of Anatomic and Surgical Pathology.Recommendation on quality control and quality assurance in anatomic pathology. Am J Surg Pathol 1991;15:1007-1009.
3. Ang-Lee MK, Moss J, Yuan CS: Herbal medicines and perioperative care. JAMA 2001;286:208-216.
4. Ernest E: Harmless herbs? A review of the literature. Am J Med 1998;104:170-178.
5. Bates S: Clinical application of tumor markers. Ann Intern Med 1991;115: 623-638.

談檢驗危機值和病人的安全

（本篇曾發表於《臺灣醫界》二〇〇七年第五十卷十一期。）

檢驗危機值（Laboratory critical value）是一九七二年由一位病理醫師 George Lundberg 創說的[1]。我們都知道血清內鉀離子濃度過高或過低都可能引起心律不整而導致死亡，Lundberg 把可能造成生命威脅的檢驗值稱之爲「危機值」。自從 Lundberg 提出檢驗危機值之說後，引起很多臨床病理醫師的關注。一九八八年美國聯邦政府立憲規定，檢驗室一定要列出檢驗的危機值，並且要把如何報告危機值寫成章則，這個法規叫「1988 Clinical laboratory Improvement Amendment (CLIA 88)」，目的是要確保病人的安全。

一九九九年，Institute of Medicine 公布了一個報告，說每年在醫院因爲院方的疏忽而死去的病人可能高達十萬人左右[2]，這個報告引起很多衛生機構的注意，也因而提出各種增加病人安全的策略。二〇〇三年起，美國病理學會評鑑的內容，把危機值列入重要的項目之一，不及格就是 phase I deficiency，意思就是說，不及格時，必須在三個月內改正，否則不會發給合格證書。二〇〇六年初，美國 JCAHO (Joint Commission on Accreditation of Healthcare Organization)，也同樣把危機值列入醫院評鑑的重要項目。現在，美國的醫院如果不把危機值做好，評鑑就別想要過關了。我們政府於二〇〇六年六月公布新制醫院評鑑項目，包括八章，總共五百零八項，其中第三章專爲注重病人安全，可惜完全沒有提及危機值。

設定危機值是件不容易的事，譬如設定血紅素的危機值爲 6g/dl，但也有人在血紅素 4g/dl 左右時，可以安然無恙在路上走路。BUN 的危機值通常設定在 100mg/dl，但這對洗腎的病人來講，是沒有什麼大不了的事情。癌症專科醫院醫師的需求和一般綜合醫院的醫師是不會一樣的，即使都是一般綜合醫院，因爲醫師成員的感受不同，需求也不會一樣的。

檢驗室負責人或臨床病理醫師要和自己醫院內的臨床醫師溝通，一起做一套適合自己醫院的危機值，換言之，危機值沒辦法量身訂作，但是文獻上有可供參考的資料。[3,4] 製好危機值明細表後，就要寫下通報危機值的機制。一般都用電話通知病人的負責醫師，找不到醫師時，也可以告知病房的負責護士。檢驗室要把通告的時間、被通告的人登錄下來，否則出事情時，沒有紀錄等於沒有通報危機值，若上法庭難逃法律責任。比較昂貴，也比較可靠的方式是，買一套軟體裝設在檢驗室電腦。病人檢驗結果有危機值時，電腦自動聯上負責醫師的呼叫機，通報危機值，並要求收到後送回條。目前臺灣已有好幾家醫院用這個系統通報危機值了。

向臨床醫師通報檢驗危機值已行之多年，可是外科病理及細胞學方面從來沒有人談起危機值。文獻上，在二〇〇三年之前找不到有關危機值的文章。美國匹茲堡 Allegheny General Hospital 的病理專科醫師，首先提倡外科病理和細胞學，也得設有危機值，其目的也是爲病人安全著想[5]。

其實外科病理及細胞學方面，也有一些診斷需要立刻通報臨床醫師，馬上給病人做處置，也符合三十多年前 George Lundberg 的危機值定義。檢驗危機值的通報，是因爲危機檢驗值有時間的敏感性（time sensitive）。一般認爲，外科病理及細胞學的診斷是訊息性的敏感（information sensitive），意思是說診斷的訊息雖然重要，但不需要立刻處理。其實，有些診斷也是帶有時間的敏感性，若不馬上處理，也會造成對病人的生命威脅（life threatening），譬如在子宮切片上看到脂肪組織，代表手術時子宮穿洞，必須告知婦產科醫師女性病人懷疑子宮外孕 D&C 檢驗的切片，沒看到 Villi 或 trophoblast，也得立刻通知臨床醫師。

細胞學方面，譬如細針穿刺（Fine needle aspiration）初步診斷，和最後診斷不一致時，必須立刻通知臨床醫師。Immmunocompromised的病人細針穿刺發現微生物時，也需立刻通知臨床醫師。

檢驗的危機值已行之多年，在美國檢驗危機值已被納入評鑑的主要項目之一，最近一、兩年來，也開始提倡外科病理及細胞學的危機值。爲了提升病人的安全，我們在臺灣也應該盡早響應這種新觀念。

參考文獻

1. Lundberg GD. When to panic over an abnormal value. MLO Med Lab Obs. 1972; 4:47-54.
2. Kohn L, Corrigan J, Donaldson M, eds. To Err IS HUMAN:BUILDING a SAFER HEALTH SYSTEM.WASHINGTON, DC: National Academies Press, 2000.
3. Emancipator K.Critical values: ASCP practice parameter. Am J Clin Pathol.1997;108:247-253.
4. Howanitz PJ, Steindel SJ, Heard NV. Laboratory critical values policies and procedures. Arch Pathol Lab Med. 2002;126:663-669.
5. Pereira TC, Liu Y, Silverman JF. Critical values in surgical pathology. Am J Clin Pathol.2004;122:201-205.

談外科病理的品質

（本篇曾發表於《臺灣醫界》二〇〇六年第四十九卷五期。）

歐美國家早在一九七〇年代就開始討論和外科病理品質相關的問題。至目前爲止，這方面的文獻累積很多[5-1]，可是在臺灣這方面的資料幾近於零。最近，臺灣因爲接二連三發生數件醫療疏忽，政府才開始呼籲醫界要提高醫療品質，以提升病人的安全。病理界也應該響應，徹底探討我們的品質問題。

品質（quality）的定義很難下，美國 JCAHO (The Joint Commission on Accreditation of Healthcare Organization) 的手冊，把品質解釋爲「the degree of adherence to generally recognized contemporary standards of good practice and achievement for a particular service, procedure, diagnosis, or clinical problem.」即在臨床上，醫師看病時，按照現代的標準、用現代化的檢查技術去診斷病人的疾病，然後應用合乎現代化的方法爲病人治療，讓病人達到所預期的結果，這就是好的醫療品質。可見在臨床上品質是和病人的結果息息相關。

在外科病理的領域裡，外科病理的報告就被視爲結果（outcome），所以外科病理要談品質，就是談如何提供給臨床醫師有時效的（timely）、臨床問題相關的（clinically relevant）、正確（accurate）的報告。

要知道怎樣才能提供臨床醫師高品質的病理報告，首先要了解什麼因素可能影響病理報告的品質。一個病理報告，緣起於檢體。檢體需要伴有詳細且提供可幫忙診斷的資訊。檢體必須經過檢查，切取組織，經過處理後，要包成蠟塊；製造切片，染色後供給病理醫師打成報告後，傳遞給臨床醫師。上述可以簡單分爲技術上及手續上的部分、病理醫師的判斷及報告內容部分。技術上及手續上的部分，叫品管控制（quality control）；病理醫師的判斷及病理報告內容，叫品質保證（quality assurance）。要提升外科病理報告的品質，必須從品質控制及品質保證來討論。

品質控制方面

1. 要有詳細記載的申請單

爲了達到正確的診斷，病理醫師需要臨床相關的資訊。我們經常看到申請單一片空白，這要請臨床醫師多幫忙。病理醫師有必要時，需主動打電話和臨床醫師溝通，甚至有時需調閱病歷，以做診斷的參考。

2. 標本上需有正確的病人資料

標本上需有正確的病人辨識，如姓名、出生年月日、病歷號碼及標本的來源。有時申請單上的來源和標本袋（瓶）上不一致，會導致後續的困擾。譬如：在大腸上有數個息肉，做了切片檢查，其中有一個是惡性腫瘤，標錯了地方，外科醫師怎麼知道要切哪裡？

3. 要有標本收件的紀錄及退件的準則

避免切片及蠟塊號碼的錯誤，所有操作的步驟需要有標準的操作手冊，儀器的維修也都需要有所記錄。

4. 檢體的固定染色的可讀性，切片的厚度都需要監控，並保存紀錄。特殊及免疫染色要包括陰性（negative control）及陽性控制（positive control）。

5. 檢查標本之前，要保持切板及機械的乾淨，以避免標本的污染。

病理醫師判斷方面

1.病理醫師的診斷完全靠主觀的判斷，這方面的品質保證是外科病理最困難的地方。

病理醫師遇到有困難的病例，應該詢問同事的意見。美國有些醫院，針對惡性腫瘤的病例，要兩個病理醫師同意才能發報告。當很多醫院只有一個病理醫師時，要考慮和就近醫院的病理醫師聯盟，互相詢問。較困難的病例，應送給專家，徵求專家的意見[7,6]。同事間的互相詢問及徵求專家意見時，都應該保存紀錄，要定時開臨床和病理討論會。病理醫師藉此機會多瞭解病史，對診斷有助益。

2.冷凍切片的診斷

外科醫師要知道冷凍切片診斷的限制性（limitation），所以對病人的告知也要有彈性[8]。病理醫師對冷凍切片診斷和最後診斷不一致時，要有統計數字，並追究原因，以求進步。把不一致分爲：(1)切標本時沒看到病巢，(2)沒選對地方做切片，(3)切片品質不良，(4)染色不良，(5)診斷錯誤，(6)和外科醫師之間溝通的問題。

3. 病理醫師要不斷參加再教育，吸收新知識，學習新的診斷能力。

病理報告

1. 檢體的描述（description of gross specimen）

如何描述檢體，可以參考CAP (College of American Pathologists) 發表的準則，最重要的是腫瘤的大小必須記載。盡量找淋巴腺以做檢查。腫瘤和切線（margins）的關係要特別注意。

2. 顯微鏡檢查的描述（microscopic description）

病理醫師應該提供給臨床醫師對於病人的處置有價值的訊息，如腫瘤是否切乾淨（margin status）、有沒有侵犯淋巴血管（lymphovascular invasion）或神經組織（peripheral nerve invasion）、有轉移淋巴腺的數目及腫瘤的分化性。品質好的報告，不只是診斷的正確，也要顧及提供訊息給臨床醫師做期別之用。每個器官的報告方式，可以參考美國病理學會發表的準則[9]。

3.及時性的報告（timeliness）

美國病理學會建議一般小件的病理報告，應於兩個工作天內完成。較大件的檢體則需要比較長的時間。發報告之前，要矯正錯字，及聽打時轉譯的錯誤。

結語

提升外科病理的品質，是具有挑戰性的工作。它不只是病理醫師的責任，也要靠臨床醫師的合作。病理學會也要站出來，對品質的提升制定準則，督導會員，盡量遵循。病理學會對病理醫師的再教育，做得有聲有色。每年辦了三、四次，還從國外聘請大師級的教授來演講。希望臺灣病理學會，要效仿美國病理學會，更積極地主導品質的問題。還有一點不可忽視的，是病理醫師要做正確的診斷，就不能有過多的工作量，造成身心的疲憊。這一點在細胞學的品質問題，有限制細胞醫檢師每天篩檢量，但是美國對病理醫師量的問題，從來沒人提過。病理醫師精疲力竭時，就很容易發生錯誤[10]。以量計酬會讓病理醫師拚業績而不顧品質。

美國於一九八八年代，受媒體的壓力，政府不得不立法CLIA 88 (Clinical Laboratory Improvement Amendment of 1988)，制定細胞檢驗的標準，更進一步延伸到一般的檢驗。我們政府近幾年來也是廣受媒體的壓力，已在去年修改醫療法，爲病人的安全做了把關。病理界應該在沒有任何壓力之下，捷足先登，注意外科病理的品質。

參考文獻

1. Cowan DF: Quality assurance in anatomic pathology. Arch Pathol Lab Med 1990;114:129-134.
2. Travers H: Quality assurance in anatomic pathology. Lab Med 1989;20:85-92.
3. Rickert RR: Quality assurance in anatomic pathology. Clin Lab Med 1986;6:697-706.
4. Rickert RR: Quality assurance goals in surgical pathology. Arch Pathol Lab Med 1990;114:1157-1162.
5. Travers H: Quality assurance indicators in anatomic pathology. Arch Pathol Lab Med 1990;114:1149-1156.
6. Azam M, Nakhleh RE: Surgical pathology extra-departmental consultation practice. Arch

Pathol Lab Med 2002;126:405-412.

7. Leslie KO, Fechner RE, Kempson RL: Second opinions in surgical pathology. Am J Clin Pathol 1996;106:5558-5564.

8. Dankwa EK, Davies JD: Frozen section diagnosis: an audit. J Clin Pathol 1985;30:1235-1240.

9. Hammond ME, Compton CC: Protocols for the examination of tumors of diverse sites. Arch Pathol Lab Med 2000;124:13-16.

10. Spickard A, Jr, Gabbe SG, Christensen JF: Mid-career burnout in generalist and specialist physicians. JAMA 2002;288:1447-1450.

病理切片再確認有助病人安全

（本篇曾發表於《臺灣醫界》二〇〇五年第四十八卷十二期。）

疾病的治療必須依靠正確的病理診斷，可見病理醫師在醫界扮演的角色多麼重要。臺灣的病人有特殊的文化，連小感冒都要像購物般，非貨比三家，看兩、三個醫師不可，更何況是癌症。癌症是重大疾病，被診斷有癌症，找第二位醫師尋求第二意見是天經地義之事。因此，醫師常常會在看診時，看到有些病人帶在別家醫院所做的病理檢查報告，來尋問第二意見。我們看到這種病人時，應該借外院所做的切片，請自家醫院的病理醫師再確認，確定診斷後，才能給病人適當的意見[1]。以病理醫師的立場來講，應該樂見其成，盡快把切片借出去。不要有借片是要挑錯的心態。

切片再確認是替病人的安全做把關，也是病人的權益。人非聖賢，誰能無錯。病理醫師在百忙中看片子，也可能發生錯誤。哪位病理醫師敢說「他絕不會發生錯誤」？

外科醫師相信別家醫院的病理報告，把乳房切除後卻找不到腫瘤的例子，在美國也曾發生過。早在一九九三年，the Association of Directors of Anatomic and Surgical Pathology 把切片的再確認當作標準程序（standard of care）[2-4]。

和信治癌中心醫院從開院至今，每位病人在外院做的切片檢查，必須經過再確認，確定診斷後，才能給病人做適當的建議或治療。本文的目的是把一年內所做的再確認病理報告，和原來的報告做比較，分析其結果。

方法和材料

所有在外院做病理切片的病人，來和信治癌中心醫院做治療，或尋求第二意見時，必須做切片的再確認。原來醫院的病理報告，和再確認後的報告，從外科病理檔案中抽出做比較。此研究包含的時間是從二〇〇一年一月一日到二〇〇一年十二月三十一日。

外院的病理報告，來自醫學中心、醫學院附屬醫院、地區教學醫院、地區醫院、非醫院性質檢驗所，以及美國的醫院。原來的病理報告和再確認報告做比較，其結果分類為三項：一、原來的診斷和再確認診斷一致（有

表一：診斷不一致醫院的分類[14]

醫院類別	數目（百分比）	不一致率數目（百分比）
醫學院附屬醫院	491(69)	18(3.6)
地區教學醫院及地區醫院	210(29)	23(11.0)
非醫院性質檢驗所	10(1.4)	1(10)
美國的醫院	4(0.6)	0(0)
總計	715(100)	42(5.9)

時用語稍微不同）。二、診斷一致，但是有些重要訊息沒有在報告上記載，例如腫瘤的分化程度、腫瘤的大小、有沒有切除乾淨、有沒有侵犯淋巴血管或神經組織。三、診斷不一致，此項再細分為：(1) 雖然診斷是惡性，但是惡性腫瘤的分類不一樣。(2) 原來的診斷是良性，再確認的結果是惡性。(3) 原來的診斷是惡性，再確認的結果是良性。

按照我們的標準程序，當診斷不一致時，我們必須和原發報告的病理醫師溝通，討論診斷不同的原因。如果雙方不能達成協議，建議送給臺灣病理學會所推薦的專家，徵求第三意見。為了確定再確認診斷的正確性，我們會調閱病歷看看病人的追蹤檢查紀錄。有需要時，會向原來醫院借未染色的切片，做免疫特殊染色。

結果

一年內再確認的病理報告共七百一十五例（男性占兩

百九十八例，女性占四百十七例）占二〇〇一年外科病理案件總數的百分之六點二（一萬一千五百四十二分之七百十五）。再確認切片的來源，包括醫學中心、醫學院附屬醫院、地區教學醫院、地區醫院、非醫院性質檢驗所，以及美國的醫院，詳細數目請看表一。

以「地區教學醫院和地區醫院」跟「附屬醫院和醫學中心」做比較，前者的診斷不一致率比後者高，其差異具有統計學上的意義（$p < 0.0001$）。非醫學性的病理檢驗所及來自美國醫院的報告，因爲量少，不能做統計學上的分析。切片組織的來源和一般外科病理切片的來源相同。因爲有些器官切片再確認數目很少，不能進一步分析哪個器官的診斷不一致率高。

在七百一十五例中，有六百七十三例的診斷一致（百分之九十四）。這六百七十三例中，有三十五例的報告上沒有詳細記載（例如腫瘤分化的程度、腫瘤的大小、有沒有切除乾淨、有沒有侵犯淋巴血管或神經組織）。診斷不一致共有四十二例，其中二十七例診斷爲惡性腫瘤，但是分類和再確認的結果有出入。二十七例中的十六例，必須改變治療方針，十一例對治療的決策沒有影響（見表二）。五名病人本來診斷爲良性，再確認後變爲惡性。十名病人本來診斷是惡性，再確認後變爲良性（表三），這十五名病人在治療上需做完全不同的改變。

在此必須聲明的是，再確認的診斷不一定正確。病人追蹤的訊息，可以幫助判定誰是誰非。有些病人在和信醫院再做第二次切片檢查，有些送去給專家徵求第三意見。第三意見和我們相同時，我們姑且認爲再確認的診斷是正確的。有些進一步做免疫特殊染色，以做診斷的根據。

有六個病例，第三意見和再確認診斷一致（case no. 10, 28, 29, 30, 35, 39），但是有一個病例（case no.34），第三意見和原來的病理報告一致。有九個病例診斷不一致，是因爲我們進一步做了免疫特殊染色（case no. 12, 13, 14, 16, 17, 19, 24, 27, 41）。有五個病例診斷的平反，是因爲來和信醫院再做第二次切片檢查（case no. 25, 31, 33, 36, 38）。第二次切片檢查的結果，也有兩例贊同原來的病理報告（case no. 25, 32），剩下有四個病例後來追蹤的結果，或者整個腫瘤在和信醫院切除，證明再確認的報告是正確的（case no. 15, 18, 40, 42）。

表二：惡性腫瘤分類不一樣的病例 [14]

病例	腫瘤部位	原來診斷	再確認診斷	追蹤	T
1	Breast	DCIS	ILC	None	+
2	Breast	DCIS with microinvasion	ILC	None	+
3	Breast	DCIS	DCIS with microinvasion	None	-
4	Breast	DCIS	IDC	None	+
5	Breast	LCIS	DCIS	None	-
6	Breast	Invasive papillary Ca	DCIS, papillary type	None	+
7	Breast	DCIS with microinvasion	DCIS	None	-
8	Breast	Medullary Ca	IDC	None	-
9	Breast	IDC	ILC	None	-
10	Breast	IDC	DCIS	Confirmed by expert consultation	+
11	Nasopharynx	Small cell Ca	Non-small cell Ca	None	+
12	Liver	Metastatic malignant schwanoma	Metastatic malignant GIST	Supported by IHC	+
13	Vocal cord	Sarcoma	SCC sarcomatoid	Supported by IHC	-
14	Left parotid gland	Malignant lymphoma,T cell	Malignant lymphoma, B cell	Supported by IHC	-
15	Vagina	TCC, direct extension from bladder	SCC	Hysterectomy,SCC from vagina invading UB	+

病例	腫瘤部位	原來診斷	再確認診斷	追蹤	T
16	Right thigh, soft tissue	Sarcoma, NOS	Extraskeletal Ewing sarcoma	Suported by IHC	-
17	Retroperiton eum	Favor Liposarcoma	Malignant GIST	Supported by IHC	+
18	Prostate	TCC, Invasion from bladder	Adeno Ca of prostate	Bone met, PSA> 380	+
19	Tonsils	Undifferentiated Ca	Malignant lymphoma B cell	Supported by IHC	+
20	Right thigh, soft tissue	MFH	Liposarcoma	None	-
21	Inguinal node	Metastatic Ca	Metastatic melanoma	None	+
22	Kidney	Metastatic sarcomatoid Ca	High-grade sarcoma	None	-
23	Cervix	SCC	Carcinoma in situ	None	+
24	Jejunum	Malignant GIST	PNET	Supported by IHC	+
25	Spine	Metastatic HCC	Metastatic Ca	Repeat biopsy, HCC	+
26	Ovary	Metastatic from endometrium	Ovarian Ca	None	-
27	Lung	Small cell Ca	Metastatic Ca from breast	Supported by IHC	+

DCIS, ductal carcinoma in situ; LCIS, Lobular carcinoma in situ; IHC, immunohistochemistry;ILC, infiltrating lobular carcinoma; GIST, gastrointestinal stroma tumor; SCC, squamous cell carcinoma; TCC, transitional cell carcinoma; Ca, carcinoma; MFH, malignant fibrous histiocytoma; HCC, hepatocellular carcinoma; UB, urinary bladder; PNET, peripheral neuroendocrine tumor, T, effect on therapy; IDC, infiltrating ductal carcinoma

討論

這個研究發現，再確認的診斷和原來病理報告的不一致率是百分之六，和文獻上的報告——百分之一點四至七——沒有差距[5-21]，表示臺灣外科病理的診斷水準可以和外國媲美。這要歸功於歷年來臺灣病理醫師的努力。美中不足的是，還有少數的病理報告內容不夠詳細。腫瘤專科醫師除了診斷之外，需要知道更詳細的訊息，如腫瘤分化的程度、有沒有切除乾淨、有沒有侵犯淋巴血管，或神經組織、腫瘤的大小等。因爲這些訊息會影響腫瘤醫師的治療決策。腫瘤醫師要告訴病人或家屬有關預後時，這些訊息也很重要。

有些病理醫師懷疑一些直接了當的病例，爲什麼還需要再確認。事實上，因爲少數報告內容不夠詳細，爲了因應腫瘤醫師的要求，必須做切片的再確認，以便提供那些相關的資料。如果切片有好幾片時，不要只選一片借出，應該把所有片子借出去，否則再確認的病理醫師只能看到冰山的一角。

切片的再確認衍生很重要的問題，那就是診斷不一致時應當如何處理？

和原來診斷不同的再確認報告，可能會帶給原來報告的病理醫師負面的衝擊。如果有診斷不一致時，禮貌上應該和對方的病理醫師溝通，向對方說明做出不同診斷的理由，譬如做了免疫特殊染色後才改變了診斷等[13]。不要讓原來的病理醫師從病人或臨床醫師那方獲知再確認報告有所不同。

這篇報告指出，再確認的診斷不一定完全正確，遇有再確認和原來報告診斷有出入時，務必採取進一步的動作。要立即告訴臨床醫師診斷的不一致，以避免給予病人不適當的治療。再確認和原來的病理診斷不一致時，應該尋求專家的意見。有需要時做免疫特殊染色或建議臨床醫師重做切片檢查。

結語

病理切片的再確認，發現診斷不一致率不高，但它已足夠帶給社會經濟上及人性上一大衝擊。因此，每個病人的切片，在治療前宜再確認一次。我們政府近來很注重病人的安全，切片的再確認是對病人的安全做把關，亦是外科病理品質保證的一環，健保局應該給予再確認的病理醫師合理而

表三：惡性腫瘤分類不一樣的病例[14]

病例	腫瘤部位	原來診斷	再確認診斷	追蹤	T
28	Right eyebrow, soft tissue	Sarcomatoid SCC	Atypical fibroxanthoma	Confirmed by expert consultation	+
29	Skin	Mycosis fungoides	Atypical lymphoid infiltrates	Confirmed by expert consultation	+
30	Neck, soft tissue	MFH	Nodular fasciitis	Confirmed by expert consultation	+
31	Endometrium	Adenocarcinoma	Adenomatous hyperplasia	Confirmed by repeat biopsy	+
32	Lung	Adenocarcinoma	Atypical glands	Repeat biopsy: adencarcinoma	+
33	Nasopharynx	NPC	Lymphoid hyperplasia	Confirmed on repeat biopsy	+
34	Forehead, soft tissue	Fibrosarcoma	Nodular faciitis	Expert consultation favors original diagnosis	+
35	Skin, right areola	Leiomyosarcoma	Leiomyoma	Confirmed by expert consultation	+
36	Endocervix	Malignant lymphoma	Atypical lymphoid cells	Confirmed on repeat biopsy and flow cytometry	+
37	Nasopharynx	NPC	Lymphoid hyperplasia	Confirmed on repeat biopsy	+
38	Orbital soft tissue	Atypical lymphoid cells	NKT cell lymphoma	Conformed by repeat biopsy	+
39	Breast	ADH	DCIS, margins+	Confirmed by expert consultation	+
40	Parotid	Canalicular adenoma	Acinic cell Ca, low grade	Tumor recurred in 2 months, re-excised	+
41	Abdominal wall	Atypical lymphoid cells	Follicular cell lymphoma	Supported by IHC	+

病例	腫瘤部位	原來診斷	再確認診斷	追蹤	T
42	Ovary	Adenomyosis	Endometrioid Ca	Vaginal stump, metastasis	+
SCC, squamous cell carcinoma; NPC, nasoharyngeal carcinoma; DCIS, ductal carcinoma in situ; MFH, malignant fibrous histiocytoma; ADH, atypical ductal hyperplasia; T, effect on therapy; Ca carcinoma; IHC immunohistochemistry.					

適當的報酬。

參考文獻

1. Sabt AB, Abt LG, Olt GI: The effect of institutional anatomic pathology consultation on patient care. Arch Pathol Lab Med 1995;199:514-517.
2. Association of directors of anatomic and surgical pathology. Consultation in surgical pathology. Am J Surg Pathol 1993;17:743-745.
3. Association of directors of anatomic and surgical pathology. Recommendation on quality control and quality assurance in anatomic pathology. Am J Surg Pathol 1991;15:1007-1009.
4. Codlentz TR, Mills SE, Theodorescu D: Impact of second opinion pathology in the definitive management of patients with bladder carcinoma. Cancer 2001;91:1184-1190.
5. Cooper K, Fitzgibbons PL: Surgical Pathology Committee of the College of American Pathology and the Association of Directors of Anatomic and Surgical Pathology. Institutional consultations in surgical pathology. Arch Pathol Lab Med 2002;125:650-651.
6. Kronz JD, Westra WH, Epstein J: Mandatory second opinion surgical pathology at a large

referral hospital. Cancer 1999;86:2426-2435.

7. Santoso JT, Coleman RL, Voet RL, et al: Pathology slide review in gynecologic oncology. Obstet Gynecol 1998;91:730-734.

8. Selman AE, Niemann TH, Fowler JM, et al: Quality assurance of second opinion pathology in gynecologic oncology. Obster Gynecol 1999;94:302-306.

9. Silverberg SG: The institutional pathology consultation. Arch Pathol Lab Med 1995;119:593.

10. Tomaszewski JE, Livolsi VA: Mandatory second opinion of pathologic slides. Cancer 1999;86:2198-2200.

11. Westra WH, Kronz JD, Eisele DW: The impact of second opinion surgical pathology on the practice of head and neck surgery: A decade experience at a large referral hospital. Head Neck 2002;24:684-693.

12. Wetherington RW, Cooper HS, AL-Saleem T, et al: Clinical significance of performing immunohistochemistry on cases with a previous diagnosis on cancer coming to a national comprehensive cancer center for treatment or second opinion. Am J Surg Pathol 2002;26:1220-1230.

13. Wurzer JG, AL-Saleem T, Hanlon AL, et al: Histopathologic review of prostate biopsies from patients referred to a comprehensive cancer center. Cancer.1998;83:753-759.

14. Tsung JSH: Institutional pathology consultation. Am J Surg Pathol 2004;28:399-402.

減少細胞診斷的錯誤

（本篇曾發表於《臺灣醫界》二〇〇六年第四十九卷七期。）

因爲民眾的關心，媒體的壓力，而迫使政府立法的例子，在美國也有過。一九八七年，美國《華爾街日報》對細胞診斷學的負面報導，震驚全國上下，有好幾位婦女的子宮頸抹片有癌細胞卻被誤診爲陰性，導致遲延治療，後來不治而死亡。之後，聯邦政府制定了CLIA88 (Clinical Laboratory Improvement Amendments of 1988)，目的在於提高細胞診斷的品質，減少錯誤的發生。美國病理學會也增加了細胞檢驗室評鑑的準則，以配合CLIA88 的規定[1]。因爲國內幾年來數件醫療疏忽導致病人死亡，我們政府也在二〇〇四年立了新的醫療法，要提高醫療品質保障病人的安全。爲了配合政府的措施，我們和細胞診斷有相關的醫護人員，也要檢討應該怎麼做，才能減少細胞診斷的錯誤。

1. 抹片的採取

根據一個研究報告[2]，採用三千四百八十六個子宮頸切片檢查和細胞診斷做比較，兩者診斷不一致率占百分之十三點一，其中百分之一點二是判斷錯誤，百分之五點一是樣本採取不當，其他百分之六點八是做切片時組織採取不當，可見抹片採取的重要性。這一方面要靠臨床醫師的努力來改進，現在抹片的採取都是用刷子。刷子轉動的度數和抹片的好壞有關。廠商建議一百八十度的轉動最適當，但一個調查報告顯示，一百八十六名醫師使用刷子時，有五分之二做超過三百六十度的轉動。這樣過度的轉動會導致子宮頸出血，影響抹片的品質[3]。有好的抹片是做正確診斷的開始，希望採取抹片的醫護人員，對抹片的採取要特別用心。

2. 申請單的填寫

申請單要詳細填寫病人的月經史及是否使用賀爾蒙，或接受其他治療。臨床醫師要在申請單上註明高危險群的病人，如曾經有 SIL (squamous intraepithelial lesion)，HPV (human papilloma virus) 陽性等。這群病人結果呈現陰性時，需再審（review）。有些醫院特別在申請單上設立空格，讓臨床醫師當作選項。

3. 陰性病人的再審

CLIA88 規定細胞檢驗室，要抽取所有陰性抹片的百分之十做再篩檢（re-screen）[4]。百分之十的病例是隨機選取的，再篩檢則由病理醫師及資深細胞師執行。如果抹片檢驗爲陽性，五年內所有做過的抹片，都需要再審。再篩檢的結果如有不一致，必須通知臨床醫師，並補發修正後的報告。再篩檢是發正式報告前必須做的事。屬於高危險群病人的抹片，如屬陰性也必須再篩檢。高危險群病人的定義不是很清楚，有人認爲以前曾被診斷過 High SIL 或者是癌症的病人，或者性伴侶多的女性病人，都要歸屬於高危險群。

困難的病例，要徵求其他病理醫師的意見（peer review）。尤其病理醫師與細胞檢驗師意見不同時，也應該這樣做。小醫院只有一名病理醫師時，要設法和其他醫院的病理醫師聯盟。抹片的再審，是個良好學習的機會。再審的機制，可以提高醫療品質，並可以減少不需要的法律訴訟。重要的是，所有再審需要保存詳細的紀錄。

4.工作量的限制

爲了避免細胞醫檢師眼睛過度疲勞，CLIA88 規定每位細胞醫檢師，每天的抹片的檢查不得超過一百片（婦科與非婦科一起計算）[5]。再審的案例不在一百片的限制內，目前 liquid based 做成的抹片只算半片。

每位細胞醫檢師檢查的速度不一樣，並且每個抹片的困難度也不一樣，不要把一百片當成細胞檢驗師一天內必須完成的目標。不是全職的細胞檢驗師，可以用下面公式算出他一天的工作檢查量：

（工作時間 × 100）÷ 8 = 一天最高檢查量

臺灣一位細胞檢驗師每年檢查量不得超過一萬兩千個案例。

5.每個細胞診斷是要有標準操作手冊，儀器的維修都要保持紀錄，收件或退件都需要有紀錄。

6.統計數據（Statistics）

CLIA88 規定細胞檢驗室，要保存一些統計的數目，譬如每年檢驗檢體的總數，每種類別的診斷都要有統計數據。特別重要的是，ASCUS (atypical squamous cell of undetermined significance) 所占的比例，如果高於所有 Low SIL 的二點五倍就可能有潛在的問題。細胞檢驗室必須做的是細胞診斷和子宮頸切片檢查結果的相關性（correlation）[6]。兩者不一致時，要進一步調查是否對病人有負面影響，並且盡快通知臨床醫師。

7.細胞醫檢師的再教育

細胞醫檢師要不斷地參加再教育吸收新知識，也要參加能力測驗（Proficiency test），有機會和別人做比較，評估自己的能力[7]。

8.假陰性的診斷

假陰性的病例有二種可能，一是病人的確有病變，但是抹片上沒有採到不正常細胞。二是抹片上的確有不正常的細胞，但是被誤判爲正常的細胞或根本沒有被看到。只有再篩檢陰性病例的百分之十，不可能偵測到所有假陰性病例。前面已提過高危險群的陰性病例都需要重審。以前有過陽性的病例也要重審。Thin prep 的抹片品質較好，目前機器耗材昂貴，將來普遍使用後，成本降低，可能用來當作偵測假陰性的利器。

臨床醫師要知道，細胞抹片的診斷只是篩檢的工具，不能當作病人治療的依據，需要有切片檢查來佐證。細針穿刺（fine needle aspiration biopsy）也是一樣，外科醫師只靠細針穿刺的陽性報告而做乳房切除，有可能鑄成大錯而吃上官司。

參考文獻

1. Inhorn SL, Shalkham JE, Mueller GB: Quality assurance programs to meet CLIA requirements. Diagn Cytopathol 1994; 11:195-200.
2. Cioc AM, Julius CJ, Proca DM, et al: Cervical biopsy/cytology correlation data can be

collectively prospectively and shared clinically. Diagn Cytopathol 2002;26:49-52.

3. Morrell D, Curtis P, Mintzer M, et al: Perceptions and opinions on the performance of Pap smears:A survey of clinicians using a commercial laboratory. Am J Prev Med 1996;12:271-276.

4. Tabbara SO, Sidawy MK : Evaluation of the 10% rescreen of negative gynecologic smears as a quality assurance measures. Diagn Cytopathol 1996; 14: 84-86.

5. Clinical Laboratory Improvement Admendment of 1988: final rule. Federal Register. Feburary 28, 1992;57:7169-7170.

6. Kline TS: The challenge of quality improvement with the Papanicolaou smear. Arch Pathol Lab Med 1997;121:253-255.

7. Keenlyside RA, Collins CL, Hancock JS, et al: Do proficiency test results correlate with the work performance of screeners who screen Papanicolaou smears. Am J Clin Pathol 1999;112:769-776.

高科技時代傳統的解剖

（本篇曾發表於《臺灣醫界》二〇〇四年十一月第四十七卷第十一期。）

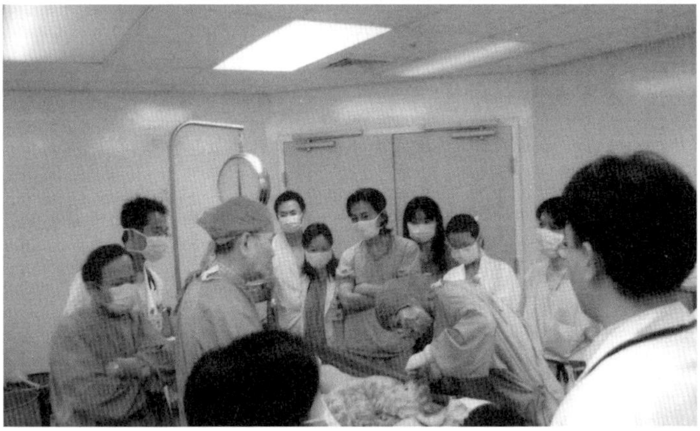

在和信醫院做解剖。

一九六〇年代是美國病理解剖率達到最高峰的時期，解剖率高達百分之五十，[1]恰好那時候我正在當病理住院醫師。記得當完第一年住院醫師，就做了一百個左右的解剖病例。一九七〇年代開始。病理解剖率開始下滑。據統計，目前的解剖率是百分之九，[2]有些醫院甚至掛零。在臺灣，解剖率沒有統計數目可以查詢，數十年來都一樣，除了幾家大學醫院或醫學中心有解剖的病例外，在區域教學醫院或區域醫院，病理解剖是罕見之事。

到底做病理解剖的目的何在？

1. 確定死因，爲死亡者家屬的保證。
2. 幫忙判定是自殺或他殺。
3. 比較死前和死後的判斷。
4. 確立生命的統計。
5. 監測公共衛生。
6. 當醫療品質的指標。
7. 當教材。
8. 發現新疾病。

9. 評估藥效及外科手術的成就。

10. 做臨床研究。

做病理解剖能使家屬因知道正確的死因而得以慰藉，並且對亡者生前醫療的經過及品質增加信心。解剖的結果能解除死於嬰兒猝死症（sudden infant death syndrome）嬰兒之父母親的罪惡感。如果發現到死者患有傳染疾病如肺結核，接觸死亡者的家屬可以早期預防疾病的發生。如果發現死者患有環境危險物導致的疾病，可以盡早去除危險物，以防後患。如果發現死者患有遺傳疾病，家屬經過篩檢，可能早期查出同樣的疾病，而早日治療。解剖的結果可以讓保險公司理賠的時間加快。如果解剖的結果判定是意外死亡，死者的意外險理賠就無庸置疑了。這是對死者家屬有利的事。

對醫學上而言，病理解剖可以確認澄清或矯正生前的診斷，開出正確無誤的死亡診斷書，以做爲生命統計的根據。

一九三八年，臨床診斷和解剖診斷有出入的百分比是百分之三十五，隨著時代的變遷，一九五九年時尚保持百分之三十九，到了一九七四和一九八三年，各爲百分之四十三和百分之四十七[3]。令人驚訝的是，高科技產物如電腦斷層、核磁共振、超音波等，在臨床診斷上扮演重要的角色，加上檢驗技術的進步，一九九八年的報告證實，臨床診斷和解剖診斷不符合的百分比占百分之四十四點九，這是出自匹茲堡大學的研究報告[4]，其中指出，三分之二在生前沒有被診斷出來的疾病是可以治療的。

不可否認的，病理解剖可以用來監測病人生前診斷的正確率，是衡量醫療品質的好指標[5]。隨著解剖率的下降，病理解剖扮演監控醫療品質的角色逐漸銷聲匿跡了。美國醫學會雜誌的主編 George Lundberg 是一位病理專科醫師。他上任後，不顧得罪同事，不餘遺力地提倡病理解剖的重要性，也是爲著要提高醫療品質。最後，他說這件事是導致他失去主編工作的主因。

沒有病理解剖，可能就沒有今天的醫學。在醫學上不少疾病是由病理解剖而發現的，如退伍軍人症[6]、Toxic Shock Syndrome[7]、AIDS[8]等。Doxorubicin 劑量和心臟毒性的關係[9]，也是由病理解剖上發現的。病理解剖確定了石棉和 mesothelioma 的因果關係[10]。也是因爲病理解剖，才發現長期和氯乙烯（vinyl chloride）接觸，肝臟會長 angiosarcoma[11]。換言之，病理解剖在環境衛生或職業衛生上也有相當的貢獻。

病理解剖幫助臨床醫師評估新的檢驗技術，幫助外科醫師評估他們開刀的技術、裝置 prosthesis 的效果。早期，很多病人因發生腹膜炎而死亡。經過解剖，才發現腹膜炎是急性盲腸炎破裂的合併症，後來學會在診斷急性盲腸炎早期就把盲腸切除，合併症因此大爲減少。

解剖病理是臨床研究的要素，不可能用動物實驗取而代之。人類到底不是「大老鼠」，用老鼠所做實驗的結果，不一定能應用到人體身上。在醫學雜誌上[12]曾經發表過一篇文章，說有二十五種藥物在動物實驗上證明可針對缺氧性中風減少腦組織的損傷，但是對人類一點效果也沒有。美國MRMC (The Medical Research Modernization Committee) 抽樣審查動物實驗的文獻報告，認爲對動物實驗有效的藥品，對人類不見得有效，甚至有些會產生有害的副作用[13]。

什麼是病理解剖的阻力

前面講過，美國病理解剖率，由一九六〇年代最高峰的百分之五十降到目前的百分之九，到底原因何在。從臨床醫師方面來講，可分幾點：

一、診斷的過分自信，很多醫師因爲高科技時代診斷技術的進步，認爲做病理解剖是多餘的。其實高科技時代臨床診斷和病理解剖診斷的誤差還高達百分之四十四。

二、臨床醫師擔心，病理解剖的發現會造成病人家屬控告他們的證據。其實解剖的發現，是當醫師被告時爲他們辯護的最佳依據。

三、病理醫師覺得做解剖沒有報酬，因此也沒有意願去做解剖。做完了解剖，報告遲遲不交出，造成臨床醫師及死者家屬的抱怨。

四、臨床醫師沒有足夠的訓練，有關如何和家屬溝通，徵求家屬簽署解剖同意書。

從家屬方面來說：一、家人死亡，憂傷不已，很難向他們開口提起解剖之事。二、很多人不知道做解剖的目的，或可能得到的好處。三、深怕死者被分屍。四、怕喪禮的延遲。五、增加無謂的開銷。六、宗教信仰的阻力。

以前JCAHO（Joint Commision on the Accreditation of Hospital Organization）對醫院的評鑑，規定醫院解剖率最少要百分之二十，但是這個規定已經取消了。醫學院學生的課程再也不必有解剖病理了。這些都是構成病理解剖率減低的原因。

美國病理解剖再被重視之道

在美國，病理解剖率的下降原因是多元性的，包括醫學、經濟、法律、社會、宗教等諸多問題，所以要使解剖率再被重視的方法，也必須多元化。近二十年來，醫學討論會或雜誌都在討論如何使解剖起死回生，討論的內容無微不至。

一、對醫師而言，應該訓練臨床醫師，讓他們知道如何向死者家屬徵求做解剖的同意。要教育臨床醫師，讓他們知道雖然是高科技時代，很多疾病在生前還是診斷不出來，做解剖可以增強臨床醫師的知識，改善以後對病人的照顧。病理醫師要盡快完成報告。臨床醫師和病理醫師應該和死者家屬聯合會談，向家屬解釋解剖的發現，回答家屬可能的疑問。

二、對大眾而言，應該透過公共教育，讓他們知道做解剖的重要性。醫院的文宣物品應多做病理解剖的宣揚。

三、政府或保險機關應該給病理醫師合理的支付，恢復以前 JCAHO 要求醫院至少要百分之二十的解剖率，才能得到認可。恢復醫學院對學生的病理解剖教學，醫院應該把解剖當作提高醫療品質的指標。

依我個人的觀點，最快且可能最有效的方法，是恢復以前 JCAHO 對醫院評鑑的要求，最低百分之二十的解剖率。我相信很多專家都知道，這是最快、最有效的方法，美國醫學會採用不少政策，也向政府施壓力，但是爲什麼不能執行，其中必有什麼難言的苦衷。

對臺灣病理解剖的期望

臺灣病理解剖好像是難產兒，一直生不下來。其難產的原因，除了和美國解剖率下降的原因有些共同點之外，也有特別的原因。很多老一輩的臺灣人認爲要瞑目時，一定要在自己的老家，否則離開人間後會迷路，不知如何回家，所以不少病人家屬要求醫師在病人尚奄奄一息時予以插管，等到抵家後，家屬才把管子拔掉，讓病人在自己家過世。像這樣的病人似乎沒有辦法向他們徵求做解剖之事。還有家屬認爲病人在生前受了病魔的折磨，已經夠可憐了，不忍心讓他們死後再受一次苦。這些民俗的觀念，加上不知道做解剖有什麼利益，就不會考慮做解剖了。要克服這些問題，可能要透過公共教育。

醫師方面，和美國不同的地方，是病理解剖醫師的缺乏。在臺灣病理住院醫師受訓時，規定做了十個解剖就可以考專科執照，其中十個不一定要親手做，有些是當助手的也算數，所以大多數病理醫師對病理解剖都沒有足夠的經驗。再者，有多少醫院有解剖室呢？有多少病理醫師願意做沒有報酬的工作呢？

近幾年來，臺灣醫界一再呼籲提高醫療品質，在各階層訂了不少監控品質的指標，但是都沒有提過病理解剖一事。事實上，病理解剖是監控醫療品質很好的指標。我們和信治癌中心醫院，每週都有死亡病例討論會，我們常常觸礁，原因是死亡病例沒有病理解剖做枝幹，彷彿玩棒球比賽沒有裁判。

臺灣生物科技的研究，很多地方可以和國際水準媲美，但是對本土疾病的研究，若要有大突破，不能專靠動物實驗，屍體解剖是不可或缺的；到底人體和動物不一樣，要發現本土疾病的原因也要靠病理解剖。

總之，要使這個病理解剖的難產兒，不胎死腹中，我們要採取多方面的措施。一九八九年，美國Mayo Clinic的醫師群對如何使解剖率再被重視，提出四十六點，分短程和長程的方案，這些方案可以供我們做參考[14]。替臺灣病理解剖難產兒催生是政府及我們醫師的任務。病理解剖是使臺灣醫學更上一層樓的原動力。

參考文獻

1. Council on Scientific Affairs, American Medical Association, Chicago. Autopsy: A comprehensive review of current issues. JAMA 1987;258:364-369.
2. Lundberg GD: Low-tech autopsies in the era of high-tech medicine JAMA 1998;280:1273-1274.
3. Goldman L: Diagnostic advance *v* the value of the autopsy. Arch Path Lab Med 1984;108:501-505.
4. Nichols LN, Aronica P, Babe C: Are autopsies obsolete. Am J Clin Pathol 1998;110:210-218.
5. Anderson RE: The autopsy as an instrument of quality assessment. Arch Path Lab Med 1984;108:490-493.

6. Hernandez FJ, Kirby BD, Stanley TM, et al: Legionaires' disease; Postmortem Pathological findings of 20 cases. Am J Clin Pathol 1979;73:488-495.

7. Abdual -Karim FW, Lenderma MM, Carter JR, et al: Toxic syndrme: Clinical pathology findings in a fetal case. Human Pathol 1981;12:16-22.

8. Friedman SL, Wright, TL, Altman DF: Gastrointestinal Kaposi sarcoma in patients with acquired immunodeficiency syndrome: Endoscopic and autopsy findings. Gastroenterology 1985;89:102-108.

9. Jaenke RS, Fajardo LF: Adriamycin- induced myocardial lesion. Report of a Workshop. Am J Surg Pathol 1997;1:55-60.

10. Cauna D, Totten RS, Gross P: Asbestoes bodies in human lungs at autopsy. JAMA 1965;192:371-373.

11. Dannaher CL, Tamburro CH, Yam LT: Occupational carcinogenesis. The Louisville experience with vinyl chloride- associated angiosarcoma. Am J Med 1981;70:279-287.

12. Wiebers DO, Adams HP, Whisnant JP: Animal models of stroke: are they relevant to human disease. Stroke 1990;21:1-3.

13. Kaufman SR, Reines BP, Casele H, et al: An evaluation of ten randomly chosen animal models of human diseases. Perspect Med Res 1990;2:1-12.

14. Nemetz PN, Beard CM, Ballard DJ, et al: Resurecting the autopsy: Benefits and recommendation. Mayo Clin Proc 1989;64:1065-1076.

高科技時代的醫學還是需要病理解剖

（本篇曾發表於《臺灣醫界》二〇〇四年第四十七卷十一期。）

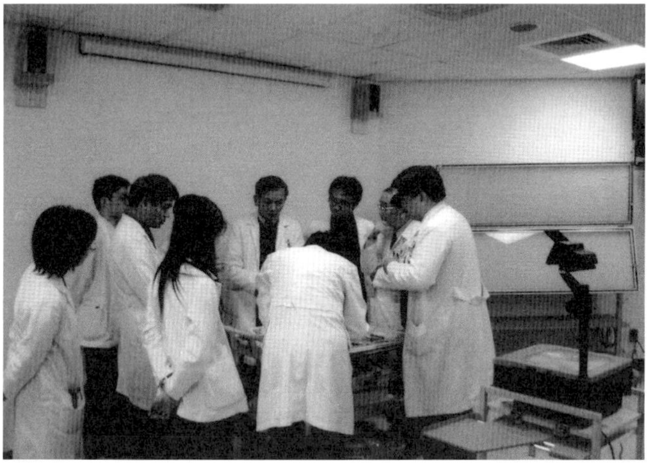

在和信醫院做解剖後的教學示範。

美國的病理解剖率由一九六〇年百分之五十的最高峰，降至現代將近百分之十左右。其中一個原因，是因爲醫界認爲科學進步，診斷技術也隨之發達，醫師應用核磁共振、電腦斷層、超音波及分子科技等技術，幾乎可以診斷出病人生前的所有疾病，但這是錯誤的說詞。

一九九八年[1]，匹茲堡大學尼可斯等學者的研究報告指出，雖然我們在高科技時代行醫，但經病理解剖的結果，發現百分之四十四點九（一百七十六分之七十九）的疾病，沒有在生前被診斷出來。其中的三分之二如果能在生前被診斷出來，是可以治療而痊癒的。這個研究顯示，傳統的病理解剖可以診斷出不少生前沒有被診斷出來的疾病。

同年[2]，美國路易斯安納州立大學的學者波爾頓等，分析一千一百零五個病理解剖時，發現兩百五十個惡性腫瘤，其中一百一十一個病人的腫瘤，在生前沒有被診斷出來，也就是說臨床和解剖診斷不一致率高達百分之四十四（兩百五十分之一百一十一）。

有人辯稱，上述結果是美國解剖率降低造成的偏見，但匹茲堡大學和路易斯安納大學的解剖率各爲百分之十九和百分之二十四，比美國的百分之十平均率高出許多。

不僅在美國，解剖率高達百分之九十六的瑞典也有同樣的發現，臨床和解剖診斷不一致率高達百分之四十三[3]。德國學者的研究也是得到相同的結論，雖然解剖率由一九五九年的百分之八十八降至一九八九年的百分之三十六，但臨床和解剖診斷不一致率維持不變[4]。

美國波斯頓大學的研究報告[5]，雖然事過境遷，還是值得一提。他們每一個年代（一九六〇、一九七〇、一九八〇）隨便抽取一百個解剖報告做分析，發現每個年代都有將近百分之二十七的臨床和解剖診斷不一致率。

臨床醫師深怕解剖的意外發現，會造成對他們的不利，甚至考慮到可能引起法律訴訟問題，就不願向死者家屬徵求做解剖的同意簽署。這也是美國解剖率降低的另一個原因。

事實上，解剖的發現，可以當作被告時防衛的有力證據，有可能發生訴訟的病例應該做病理解剖。法律專家指出，病理解剖可以消除死者家屬對病情隱瞞的臆測，減少可能的訴訟案件。法律案件的發生，通常是醫師或醫院方面的不誠實或有所隱匿，使死者家人覺得一定有些事情被瞞在鼓裡，因此而告上法庭。如果醫師和醫院有錯，誠實面對家屬，雖然家屬會一時激怒，但後來都會坦然接受而原諒醫師[6]。我見證過一個癌症末期病人胸腔積水，醫師放水後不久，病人便死亡。病理解剖發現，病人是因胸腔的大動脈被刺穿，大量出血而死，院方代表及醫師一同向病人家屬道歉，說明事情原委，後來受到病人家屬的諒解。

在法庭，討論中心注重在對病人的治療是否違反常規（deviation from standard of care），病理解剖的意外發現並不是大前提。一九九七年有一篇有趣的研究報告，[7]從一九七〇年到一九九五年之間，作者找出九十九件上訴法庭的訴訟案件來分析，只有十九件被翻案。其中不少案例的病理解剖有意外發現，和臨床診斷不一致，但並沒有影響法院的判決；值得一提的是，有百分之二十的案例，解剖發現造成被告醫師防衛的有力證據。法庭對解剖檢查的徹底性及報告的完整性很重視。曾有一位健康的年輕女人去婦產科做輸卵管結紮，在做腹腔鏡（laparoscopic）結紮前，醫師要從腹腔打二氧化碳。醫師打完二氧化碳後，這位年輕女士突然暴斃。家屬懷疑是二氧化碳打進血管，引起氣栓（air embolism）而死，告上法庭，幸虧病理醫師把大血管全部綁起來後，將整個器官浸在水內，才打開血管觀察有無氣泡出來。要有這樣徹底的檢查，才能說服陪審團，醫師並沒有把二氧化碳打進血管，否則這個 negative finding 就不足採信了。

病理解剖是監控醫療品質很好的指標，它可以加強臨床醫師的診斷能力，幫忙我們找出醫學上的問題，解答醫學上的疑惑。它是醫師的臨床判斷（clinical judgment）和治療效果的裁判官。雖然在高科技時代，我們還是需要它。

參考文獻

1. Nichols L, Aronica P, Babe C: Are autopsies obsolete? Am J Clin Pathol 1998;110:210-218.
2. Burton EC, Troxclair, Newman WP: Autopsy diagnosis of malignant neoplasm; How often are clinical diagnoses incorrect? JAMA 1998;280:1245-1248.
3. Britton M: Diagnostic errors discovered at autopsies. Acta Med Scand 1974;196:103-210.
4. Kirch W, Schafii C: Misdiagnosis at a university hospital in 4 medical eras: report of 400 cases. Medicine 1996;75:29-40.
5. Goldman L, Sayson R Rebbins S, et al: The value of the autopsy in three medical eras. N Eng J Med 1983;308:1000-1005.
6. Fielding SL: When patients feel ignored. Study. Findings about medical liability. Acad Med 1997;72:6-7.
7. Bore K E, Jery C: The role of the autopsy in medical case. Arch Pathol Lab Med 2002;126:1023-1031.

腫瘤標記不是用來做癌症早期診斷

這幾年來，國內有不少醫院宣稱藉由血液檢查，測量血液內的腫瘤標記（tumor markers）可早期診斷癌症。真是如此嗎？

現今醫療界發展的腫瘤標記，其主要用途是讓腫瘤醫師用來做爲追蹤癌症病人的依據，據以了解治療的成效如何，或者開刀後腫瘤是否有再發的情形，並不是用來做癌症早期診斷。健康人用腫瘤標記做癌症的篩檢，有時花大錢，卻換來虛驚一場。

甲型胎兒蛋白增高，得了肝癌？

以近幾年來國人的十大癌症之首——肝癌爲例，當發現甲型胎兒蛋白正常時，並不代表未罹患肝癌，因爲約三分之一的肝癌病人，甲型胎兒蛋白值和正常人一樣。相反的，若數值增高，也不一定罹患肝癌，像肝炎、肝硬化等其他非肝癌病變，或者女性懷孕期間，甲型胎兒蛋白都會升高。

但甲型胎兒蛋白值對B型或C型肝炎帶原者，或已有肝硬化的高危險群，有重要的參考價值，因此最好六個月測一次甲型胎兒蛋白，並同時配合超音波檢查。如有必要，再做電腦斷層或血管攝影檢查，更能確保健康。

三分之一大腸直腸癌患者 CEA 不高

要診斷大腸直腸癌，通常會檢驗癌胚胎抗原（Carcinoembryonic antigen，簡稱 CEA），然而大腸直腸癌也和肝癌一樣，有三分之一的病人 CEA 不會增高。發炎、長瘜肉等良性的腸胃疾病或吸菸，都會引起癌胚胎抗原的升高。當您大便不正常、有貧血現象，或懷疑罹患大腸直腸癌時，首先應該檢查大便內是否有血，或更進一步做大腸鏡或直腸鏡檢查。

CA19-9 不全是卵巢癌的指標

CA19-9 是膽道癌症及胰臟癌的腫瘤標記，但是它的敏感度並不高，且病人患有大腸直腸癌或胃癌，甚至子宮內膜或卵巢癌時，血液中 CA19-9 也會升高。CA125 通常是卵巢癌的指標，但卵巢癌的種類很多，不是每種都會導致 CA125 的升高。最讓人困擾的是女性患子宮內膜異位或月經來潮時，CA19-9 或 CA125 都會上升。因此若測得 CA19-9 或 CA125 升高，必須再進一步檢查，排除子宮內膜異位。

四分之一攝護腺癌患者的 PSA 不高

攝護腺特異抗原（prostate specific antigen，簡稱 PSA）的敏感性是所有腫瘤指標中最高的，但仍有四分之一的攝護腺癌患者攝護腺特異抗原不會升高。更值得一提的是，它的特異性並不高。良性攝護腺肥大、攝護腺發炎、劇烈運動或性行爲結束後二十四小時內抽血檢查，攝護腺特異抗原也會升高。

CEA及CA15-3敏感度不夠

有些醫師認爲，抽血檢查做CEA及CA15-3可以早期診斷乳癌；但這兩項目的敏感度是不夠的。在乳癌末期的病人，也只有百分之六十的病人指標會升高。乳癌初期只有百分之十左右的病人指標會升高，顯然CEA及CA15-3不可能做乳癌早期診斷用。現在醫界尚未找到可以早期診斷癌症的腫瘤標記。腫瘤標記正常不能排除沒有得到癌症。腫瘤標記高，也不見得是患了癌症，它怎麼能被用來早期診斷癌症呢？除非是高危險群的病人，否則做腫瘤標記的測量能早期診斷癌症的可能性不高，反而可能虛驚一場。

CA19-9的迷思：一個受血型影響的腫瘤標記

（本篇曾發表於《臺灣醫界》二〇〇七年第五十卷三期。）

CA19-9是在一九七九年所發現的一個腫瘤相關抗原[1]。當時利用單株抗體的技術，找到一個人類大腸癌細胞株的抗原。這個抗原是一個醣蛋白（glycoprotein, mucin），其在生理上的意義尚未全知。有趣的是，雖然它是在大腸癌細胞中找到的，但是接著而來的許多研究，卻發現它在胰臟腺癌或是膽道腺癌病人中，血清濃度的上升比腸癌的病人更明顯。一直以來，有著許多的研究文獻，討論如何運用CA19-9在膽道或胰臟癌症的診斷、預後與追蹤[2-4]。

事實上，這些年來，亦發現到在膽、胰或消化道以外器官的癌症，例如肝癌、肺癌、乳癌與子宮內膜癌等癌症病人[5-6]，甚至在一些良性腫瘤[7-8]，也有血清CA19-9濃度升高的情形。

其實，不只是在上述的惡性或良性的腫瘤中，CA19-9的濃度會升高；在許多非腫瘤性的疾病中，也發現到血清CA19-9濃度的上升（表一）[9]。

例如，在膽道疾病時，血清 CA19-9 可能會上升至數千甚至於上萬，那是因爲膽汁含很高濃度的 CA19-9，在阻塞性黃疸或膽囊炎時，逆流到血液中被測出。而在疾病緩解之後，就會降至原來的水準[10-11]。又如在子宮內膜異位的病人身上，我們甚至可以發現到血清 CA19-9 的濃度會隨著月經週期而變化，在月經來的時候最高，然後隨著時間而下降，直至下一次月經開始時又升高[12-14]。以上所述，可知 CA19-9 的特異性不佳，用它來做腫瘤標記，解讀需要小心。

在臨床工作中，相信有不少同仁也注意到，偶而會遇到一些所謂的「病人」，抱著一個較高於參考值的血清 CA19-9 濃度（eg. >37U/mL），來個「全省走透透」以及「全身找透透」，就是找不到一個癌症，甚至於一個良性的非腫瘤性疾病。而又有的時候，病人明明就是膽胰道的腺癌，檢驗科卻給他一個「零」的血清 CA19-9 濃度。這兩種問題，確實造成不少「患者」及臨床醫師的困擾，甚至也造成一些檢驗單位的困擾，以爲檢驗過程出了問題。但是在經過實驗室重複的檢驗，病人經過重複（且昂貴）的檢查之後，發現兩邊都沒錯，但是兩邊的結果就是怎樣也兜不攏，這其中到底發生了什麼事？

如要瞭解其中的奧妙，應該回到事情的本質來看。CA19-9 的抗原決定基（epitope），其實是一個 sialylated lacto-N-fucopentose II oligosaccharide，它與 Lewis A blood group (Lea) 有關[15-16]（圖一），所以也稱爲 Sialyl-Lea。也就是說，我們測到的 CA19-9，其實是醣蛋白的醣鏈部分，而不是蛋白質的部分。在紅血球上的 Lewis antigen，事實上不是在紅血球製造的，而是從血漿吸收到紅血球上的。最常見的抗原分爲 Lea and Leb，同時受兩個基因 Lewis gene (FUT3, Le) 及 Secretor gene (FUT2, Se) 控制。這兩個基因各有兩個 allele，其各式各樣的基因組合與血型的表現請參考看表二。Lewis 及 Secretor 基因的產物分別爲 α-1,4 fucosyltransferase 以及 α-1,2 fucosyltransferase，它們會競爭 type 1 precursor (Lec)，對其不同位置做 fucosylation。在有 Lewis gene (FUT3, Le) 時，才會有 Lewis antigen。而 α-1,2 fucosyltransferase (FUT2, Se) 的競爭基質（substrate, 即 type 1 precursor Lec）的能力較 α-1,4 fucosyltransferase (FUT3, Le) 強，所以當 Secretor 及 Lewis 基因皆有表現時，其紅血球上的表現型爲 Le (a-b+)，因爲基質先被 α-1,2 fucosyltransferase (FUT2, Se) 搶去做成 H1 antigen，然後才被 α-1,4 fucosyltransferase (FUT3, Le) 反應而做成 Leb 抗原。當只有 FUT3 (Le) 基因表現，而 FUT2 (Se) 基因不表現時，紅血球是 Lewis (a+b-)。然而在亞

洲人種中[15,18-19]，有一些 Se 基因的 variants 存在，其酵素活性較 wild type Se 弱（弱分泌基因 Sew），所以紅血球表現的是 Le (a+b+)，或甚至被當作是 Le (a+b-)。這三種組合——Lewis (a+b-)、Lewis (a-b+)、Lewis (a+b+)——都是 Lewis-positive（爲 Le/Le or Le/le）。但當 FUT3 (Le) 不表現時，或者有一些人是很弱的變異種 Lew，則 Lea and Leb 都不會被製造，或製造的很微量，所以紅血球表現爲 Lewis-negative [Lewis (a-b-)，基因型爲 le/le or Lew/le]（表二）。Se 基因還有一個重要的功能，當它在分泌腺體如唾腺中表現，可使 ABH 抗原分泌到體液中，所以有表現 Se (Se/Se or Se/se) 基因的人又稱爲 secretor。不表現 Se(se/se) 的人又稱爲 nonsecretor，體液中就測不到 ABH 血型的抗原（表二）。

那麼，如果 CA19-9 的醣鏈的合成，與 Lewis antigen 的合成原料及基因有相關，那麼 CA19-9 的濃度是否也與 Lewis 血型有相關？

綜合圖一及表二，可以了解到在 Lewis-negative（即 Lewis(a-b-)）的病人，因爲沒有 Le 的表現（基因型爲 le/le），所以 sialyl-Lea 是不會被合成的，所以血清中的 CA19-9 濃度是測不到的，反而可以測量 DU-PAN-2 (sialyl-Lec) 來代替。因此，對於 Lewis-negative 的人，即使有了胰臟癌也無法用 CA19-9 的濃度來追蹤監測。而在 Vestergaard et al.[16-17] 關於高加索人種的研究中，除了發現 Lewis-negative 的人血清中測不到 CA19-9 之外，亦指出在 Lewis-positive、secretor type 的人（即 Lewis(a-b+)）其血清 CA19-9 濃度會比 nonsecretor type 的病人（即 Lewis(a+b-)）要低一些。有趣的是，在文獻中，也指出即使在 non-secretor(se/se) 中，homozygous Le (Le/Le) 的人之 CA19-9 濃度，也比 heterozygous Le (Le/le) 的要高一些。這種發現，我們由 Lewis 抗原與 CA19-9 的合成路徑（圖一）中可推想，在 secretor 的人身上，由於 α-1,2 fucosyltransferase (FUT2, Se) 的強勢，可說絕大部分的原料 (Lec) 都被進一步的合成為 Leb，所以 Lea 及 Sialyl-Lea (CA19-9) 都沒有。但是在 non-secretor 的人身上，因為沒有 α-1,2 fucosyltransferase 來搶基質，所以 Lea 及 Sialyl-Lea (CA19-9) 才有機會被合成。

由 Vestergaard et al.[16-17] 的研究，Lewis antigen 與血清 CA19-9 濃度關係的文章中，指出 nonsecretor、Lewis-positive（即 Lewis (a+b-), Le/Le se/se）的人之血清 CA19-9 平均值是最高的，同時可以注意到這一類人中，有部分人之血清 CA19-9 濃度在沒有任何疾病的情形下，就高過一般我們所用的參考值（37u/mL）。這一群人，如果用 CA19-9 做爲篩選癌症的工具，很可能就是前述那些全身上下找不到癌症的「病患」。

在和信醫院的經驗裡，大致有百分之八的病人是測不到血清 CA19-9，此比率恰符合臺灣 Lewis (a-b-) phenotype 的頻率[15]。不過，我們目前更有興趣於，那些 CA19-9 濃度較高而沒有任何可解釋的疾病的少數例子。根據文獻[15,18-19]，在閩南、客家及外省族群中是看不到 Lewis (a+b-)，取而代之的是 Lewis (a+b+)（因 Sew）。而 Lewis (a+b-) 主要是在白種人出現，但也存在於臺灣某些族的原住民。似乎暗示著以外國人種做出的「CA19-9 參考值」，不一定適合本地生態。其次存在於臺灣個別族群的 Lewis 血型的差異，也可能影響到 CA19-9 的濃度。所以目前正想收集並研究臺灣人的 Lewis 血型與 CA19-9 濃度的關係。

如上所述，我們要強調的一點是，CA19-9 並非爲膽胰道的癌症的特異指標。即使其他腫瘤或在良性非腫瘤疾病中亦有可能升高。它實在不適合做爲「癌症篩選」的工具，但是就做爲一個追蹤癌症治療效果及偵測再發（recurrence）而言，仍舊是極有價值的工具。

表一：Non-malignant cause of CA 19-9 elevation

Etiology
Obstructive jaundice
Acute liver failure
and acute hepatitis
Chronic lives disease
Alcoholic liver disease
Non-alcoholic liver disease
Cirrhosis
Gallstones
Acute cholangitis
Pancreatitis
Acute
Chronic
Diabetes mellitus
Interstitial pulmonary disease
Rheumatoid arthritis
Endometriosis

表二：Combinations of secretor and Lewis genotypes and resulting erythrocyte phenotypes.

Secretor genotype	Lewis genotype	Erythrocyte Phenotype	ABH in saliva	Frequency (%) (15, 20)		
				Whites	Black	Taiwan
Se/Se or Se/se	Le/Le or Le/le	Le (a-b+)	+	72	55	67
se/se	Le/Le or Le/le	Le (a+b-)	-	22	23	0
Se/Se or Se/se or	le/le	Le (a-b-)	+	6	22	8
se/se			-			
Sew/Sew or Se/Sew	Le/Le or Le/le	Le (a+b+)	+	rare	rare	25

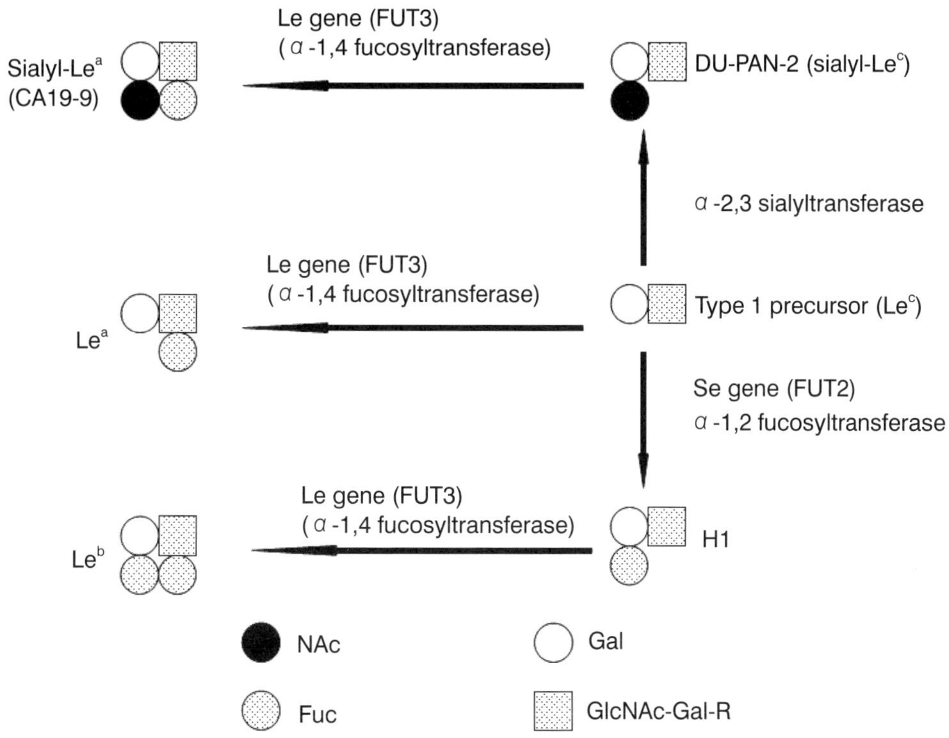

圖一：Biosynthetic pathwys of type 1 blood group antigens.

參考文獻

1. Koporoski H, Steplewki Z, Mitchell K, et al.: Colorectal carcinoma antigens detected by hybridoma antibodies. Somatic Cell Genet. 1979; 5:957-971.
2. Glenn J, Steinberg WM, Kurtzman SH, et al.: Evaluation of the utility of a radioimmunoassay for serum CA19-9 levels in patients before and after treatment of carcinoma of the pancreas. J Clin Oncol. 1988; 6:462-468.
3. Sperti C, Pasquali C, Catalini S, et al.: CA19-9 as a prognostic index after resection for pancreatic cancer. J Surg Oncol. 1993; 52:137-141.
4. Montgomery RC, Hoffman JP, Riley LB, et al.: Prediction of recurrence and survival by post-resection CA19-9 values in patients with adenocarcinoma of the pancreas. Ann Surg Oncol. 1997; 4:551-556.
5. Mann DV, Edwards R, Ho S, et al.: Elevated tumor marker CA19-9: clinical interpretation and influence of obstructive jaundice. Euro J Surg Oncol. 2000; 26:474-479.
6. Takcshima N, Shimizu Y, Umezawa S, et al. Combined Assays of serum levels of CA 125 and CA19-9 in Endometrial carcinoma. Gynec Oncol. 1994; 54:321-326.
7. Lee MY, Tsou MH, Chiou YK, et al.: Benign ovarian mucinous cystadenoma with extremely high serum level of tumor marker CA19-9. J Biomed Lab Sci. 2001; 13: 95-98.

8. Trompetas V, Panagopoulos E, Priovolo-Papaevangelou, et al.: Giant benign true cyst of the spleen with high serum level of CA19-9. Euro J Gastroentero Hepatol. 2002; 14: 85-88.

9. M Howaizi, M Abboura, C Krespine et al.: A new cause for CA19.9 elevation: heavy tea consumption. Gut 2003; 52:913-914

10. von Ritter C, Eder Ml, Stieber P, et al.: Biliary mucin secreted by cultured human gall-bladder epithelial cells carries the epitope of CA 19-9 Anticancer Res.1997:17:2931-2934.

11. Murohisa T, Sugaya H, Tetsuka I, et al.: A case of common bile duct stone with cholan-gitis presenting with extraordinary high serum CA19-9 values. Inter Med. 1992; 31:516-520.

12. Matalliotakis I, Panidis D, Vlassis G, et al.: Unexpected increase of the CA 19-9 tumor marker in patients with endometriosis. Euro J Gynec Oncol. 1998; 19:498-500.

13. Imai A, Horibe S, Takagi A, et al.: Drastic elevation of serum CA125, CA72-4 and CA19-9 levels during menses in a patient with probable endometriosis. Euro J. Obste Gynec. 1998; 78:79-81.

14. Somigliana E, Vigano P, Tirelli AS, et al.: Use of the concomitant serum dosage of A125, CA19-9 and interlukin-6 to detect the presence of endometriosis. Results from a series of

reproductive age women undergoing laparoscopic surgery for benign gynecological conditions. Human Reproduction.2004; 19:1871-1876.

15. 林媽利：輸血醫學，健康文化事業股份有限公司，第三版，2003：pp. 73-78

16. Vestergaard EM, Hein HO, Meyer H, et al.: Reference values and biological variation for tumor marker CA19-9 in serum for different Lewis and Secretor genotypes and evaluation of sector and Lewis genotyping in a Caucasian population. Clin Chem. 1999; 45:54-61

17. Torben F. Ørntoft, Else Marie Vestergaard et al.: Influence of Lewis α 1–3/4-L-Fucosyltransferase (FUT3) gene mutations on enzyme activity, erythrocyte phenotyping, and circulating tumor marker Sialyl-Lewis a levels. J Biol Chem. 1996; 271: 32260-32268.

18. J.G. Chang, T.Y. Yang, T.C. Liu, et al.: Molecular analysis of secretor type α (1,2)-fucosyltransferase gene mutations in the Chinese and Thai populations. Transfusion. 1999; 39:1013-1017.

19. Yu LC, Chu CC, Chan YS, et al.: Polymorphism and distribution of the secretor α (1,2)-fucosyltransferase gene in various Taiwanese populations. Transfusion. 2001; 41:1279-1284.

20. Technical Manual, Fifteenth Edition. American Association of Blood Banks. 2005; page 304-305.

對肝癌的認識

今年春天，聽說好友彼得病危，我從拉斯維加斯乘飛機去洛杉磯看他。我知道他得C型肝炎好幾年，肝臟已硬化，是癌症末期了，回家一星期後就傳來噩耗，我心裡很難過。彼得是婦產科醫師，有一次開刀時不小心割傷了自己，那位病人恰巧是C型肝炎的病人，他也就染上了C型肝炎。

數年前在和信醫院上班時，內科主任是肝膽科專家，每天看不少B型及C型肝炎的病人，都很詳細地吩咐他們如何追蹤，如何早期發現肝癌。他自己是B型肝炎的帶原者，對自己的情況卻置之不理。有一次去歐洲旅遊時，發生腹部陣痛，回家後去做檢查，發現肝臟已經有一顆木瓜那麼大的腫瘤，撐了不久也就辭世了。

中華民國歷史上，死於肝癌最有名的人物是國父孫中山先生。一九二四年，國父抱病由南京北上到天津開會，身體發冷發熱，腹部陣痛，後來證實是肝硬化與末期肝癌，不久就與世長辭了。那時候科學沒有現在這麼發達，不知國父所得是B型或C型肝炎。

得肝癌的原因

臺灣有將近三百萬人是B型肝炎帶原者，三十萬人是C型肝炎患者。其中有一部分會變成肝癌而致死。所謂肝癌三部曲是得了肝炎後，經過一段時間變成肝硬化，而後才導致肝癌。C型肝炎需經過這三部曲，但B型肝炎可不需經過硬化這個階段。

B型肝炎病毒是造成肝癌的主要兇手，約占百分之八十，C型肝炎病毒則是第二號兇手，約占百分之十至十五。打針時針頭沒換，或只用酒精棉擦一下就重複給下一個病人使用，B型肝炎病毒就會針針相傳下去。如果母親是B肝帶原者，在生產時透過胎盤或產道，將病毒傳染給嬰兒的機率相當高，嬰兒出生後就變成B肝帶原者。

C型肝炎病毒也是由消毒不完全的針頭而傳染。在臺灣，民眾經常去診所或藥房打點滴，如果注射器具不更換，就有機會感染C型肝炎。另外一個感染源是輸血。臺灣在一九九二年開始，對捐血血液篩檢C型肝炎，輸血算比較安全，但是也可能是在空窗期時沒有被篩檢出來，因輸血而得C型肝炎的還是有可能。毒犯經常共用針筒，所以很多人得有C型肝炎。

在臺灣，因喝酒過多引起肝硬化而得肝癌的較少數，我在美國行醫三十五年，看過的肝癌病人大多屬於這類。根據嚴格的實驗證實，黃麴毒素具有很強的致癌性質，只要極少數的黃麴毒素，就有誘發肝癌的機率。大豆、米、玉米及花生等若儲存不當，極易發霉而產生黃麴毒素，若發現發霉就不宜食用。

肝癌並非無可救藥

肝癌如能早期發現，用酒精注射、栓塞或手術都可以治癒的。我有一個朋友，他是B型肝炎帶原者，他勤於追蹤，在肝腫瘤和拇指頭一樣大時被發現，用栓塞把它除掉，五、六年了，現在還是健在。另一位朋友是C型肝炎患者，被發現有肝癌，治好後連續復發好幾次，後來接受肝臟移植，至今已六年了。

如何早期發現肝癌

肝臟分成二葉，一般重量是一千五百公克左右。肝臟本身沒有神經以除非肝癌侵犯到外層的包膜，否則再大的腫瘤也不會痛。肝臟只要剩下正常的五分之一大小，就可以維持正常功能。也就是說肝臟破壞到百分之八十時，才會產生肝功能失調的症狀，例如食慾不振、黃疸等。所以肝癌除非很嚴重或到了末期，否則不會痛，也沒有症狀。

要早期發現肝癌，必須要定期檢查。定期檢查是每年要做 次檢查，檢查項目應包括三項：肝功能檢查、血中胎兒蛋白、腹部超音波。

1.肝功能檢查

在臺灣，針對肝功能檢查，醫師只有檢查肝細胞內的酵素（SGOT 及 SGPT），這是不夠的。酵素的檢查只是看看肝細胞有沒有壞死或發炎。肝細胞若壞死或發炎，那些原先存在於肝細胞內的酵素，就會跑到血液中，因此檢查值會升高。但肝癌要腫瘤長很大時，才會壓迫附近的正常肝細胞，產生壞死。所以，肝癌早期時，SGOT 及 SGPT 不會升高。肝功能檢查應該還要驗膽紅素（Bilirubin）及磷酸酶（Alkaline phosphatase），這些檢查是要看膽道有沒有阻塞。另外，也要看肝細胞的製造功能，那就是檢查白蛋白（Albumin）。很可惜，很多臺灣的醫師，包括肝膽科醫師都沒有這種概念，認爲肝功能的檢查就是驗 SGOT 及 SGPT。

2.血中胎兒蛋白（Alpha-fetoprotein）

你可要知道，只有三分之二的肝癌會分泌胎兒蛋白，意思是說胎兒蛋白值正常，不能排除肝癌。臺灣的醫師認爲胎兒蛋白值超過400ng/ml，就可以確定是肝癌，這也不一定是對的，肝癌病人的胎兒蛋白值可以從正常高至百萬以上，胎兒蛋白值只是供參考而已。

肝硬化或肝炎時、婦女懷孕時，胎兒蛋白值都可能超過400ng/ml。還有其他種類的腫瘤也一樣會分泌胎兒蛋白，最常見的是胃癌。

3.腹部超音波

進行腹部超音波檢查不會痛，時間又短，可以透視肝臟和其他腹部器官。肝硬化、肝癌及腹部其他器官的腫瘤，都可以藉超音波檢查出來。但是它有個限制，腫瘤小於一公分時檢查不出來。一般來說，肝癌從一公分長到三公分，最快約需半年左右。所以如果第一次做超音波沒看到肝癌的話，半年後再照一次，肝癌應該還在三公分以下，治療的效果應該不錯。

結論

肝癌是可怕的疾病，在醫師眼中其實也不是完全束手無措。預防重於治療，預防不要得肝炎，不共用針頭，避免不需要的輸血，不要吃發霉的東西。

高危險群的工作人員，如醫護人員，在血液還沒有B型肝炎抗體時，要打疫苗。下一世代的臺灣人，將不再活在B型肝炎導致肝癌的陰影下，因爲目前十四歲以下的兒童都已接種B型肝炎疫苗了。令人遺憾的是，目前還沒有C型肝炎的疫苗。若發現自己是C肝帶原者，或已染有C肝，就要按照時間表，一年或半年檢查一次。趁著肝腫瘤還小時做適當的治療，就有痊癒的機會。

不吸菸也會得肺癌

（本篇曾發表於《臺灣醫界》二〇一四年第五十七卷一期。）

肺癌在數年前已變成我國十大癌症死亡原因之冠。在歐美，因肺癌死亡的病人，也是居高不下。我們一向都認爲，肺癌和吸菸息息相關。在美國，大約百分之十至十五肺癌病人從未吸菸，在亞洲，大約百分之三十至四十的肺癌病人從未吸過菸。

以前，吸菸者所得的肺癌，和不吸菸者所得的肺癌，都被一視同仁，接受同樣處置。自從發現上皮細胞生長素接受器（epithelial growth factor receptor）酪胺酸酶抑制劑（Tyrosin kinase inhibitors）後，我們對不吸菸者的肺癌的了解，更跨進一大步，也掀起了對它研究的熱潮[1]。

吸菸者和不吸菸者的肺癌是不同的疾病

流行病學的研究結果，發現吸菸者和不吸菸者所得的肺癌的特徵不一樣。不吸菸者的肺癌，大多數發生於女性病人，而其所得的肺癌，又是以腺癌居多，很少是小型細胞癌或鱗狀上皮細胞癌。有些研究報告認爲，不吸菸者的肺癌好發於較年輕女性，並且被診斷時，很多都是在癌症末期了。不吸菸者的肺癌對酪胺酸酶抑制劑的治療反應，比吸菸者肺癌的反應好得多。兩者的存活率，也有明顯的差異[2]。因此，吸菸者的肺癌和不吸菸者的肺癌是不相同的[3]。

染色體和基因的變化也不同

研究發現，吸菸者的肺癌組織常有染色體的變化（Chromosomal aberration），最常見的是 loss of Heterozygosity[4]。不吸菸者的肺癌組織上，染色體的變化比較少見。科學家的研究，發現吸菸者的肺癌組織，常有 P53 抑癌基因的突變。更重要的是，不吸菸者肺癌的正常肺組織也有相對的 P53 抑癌基因的突變[5]。P53 抑癌基因的突變率和吸菸的多寡成正比，這個發現證明吸菸者的肺癌和吸菸是息息相關的。不吸菸者的肺癌也可以發現 P53 抑癌基因的突變，但是他們的正常肺組織就沒有 P53 抑癌基因的突變了，這個差別告訴我們，吸菸者及不吸菸者得肺癌的機制可能不同，更進一步的發現是，兩者 P53 抑癌基因突變的內容不同[6]，這可能意謂著在不同的機制下，可能有重疊之處（overlapping）。

另外，比較常見的染色體變化是DNA的甲基化（DNA methylation），譬如MLH1和MHS2修補基因的甲基化，這兩種基因甲基化後，當染色體DNA有缺損時，人體就失去了修補的能力。DNA的甲基化也和吸菸的多寡成正比，沒有吸菸的人，很少有DNA甲基化的發生[7]。

最近的一個研究，發現EML4-ALK基因（echinoderm microtubule-associated protein-like 4-anaplastic lymphoma kinase）的重織（rearrangement），可能和沒吸菸者得肺癌有密切的關係[8]，它的發現可能對不吸菸者得肺癌的研究，露出了一道曙光[9]。

其他可能致癌的危險因子

香菸所含的化學物質，激發染色體或基因產生變化，而導致癌症的發生。不吸菸的人，到底是什麼東西讓染色體或基因產生變化呢？我們有種種猜測。

1. **吸二手菸**

吸二手菸是否會導致肺癌，曾經也是一個熱門的研究題目。第一篇這樣的研究報告，發表於三十年前[10]，接著這類的報告就像雨後春筍。結論是，吸二手菸的人得肺癌的風險比沒吸二手菸的人高出百分之二十左右[11]。吸二手菸會導致肺癌，在統計學上並沒有很強的證據。

2. **職業性因素**

氡是鈾的分解物。開發鈾礦的工人可能長期和氡氣接觸，會提高致肺癌的風險。石棉也是致癌物，開採石棉的工人，肺癌的得病率也會增高[12]。

3. **環境因素**

時常暴露於重金屬如砷、錫及鎳等，均可誘發肺癌。

4. **廚房油煙**

使用劣質油，而且反覆高溫加熱產生的高溫油煙有致癌性，廚房的通風不良，長期接觸可能是女性肺癌的禍首[13]。

5. **空氣污染**

據科學研究發現，長期暴露在汽車工廠和發電廠等，排放廢氣造成污染的環境中，將會增加罹患肺癌的危險度。

6.病毒感染

在臺灣有一個研究報告，[14]一百四十一個肺癌病人的腫瘤組織中，發現人類乳突病毒（第16型及18型）的頻率比正常人的肺組織高。尤其是沒有吸菸女人的肺癌組織更常發現這種病毒。相反的，在義大利的研究報告，用聚合酶鏈反應技術（PCR）在更大型的檢體實驗中，沒發現到人類乳突病毒[15]。

7.荷爾蒙因素

有人認爲雌激素似乎在肺癌的發生扮演一定的角色，它可能使代謝多環芳香烴（polycyclic aromatic hydrocarbons）途徑產生變化，藉此影響上皮成長因子接受器（EGFR）訊號傳遞過程，促成癌症細胞分化。最新的研究也證明，停經後補充女性荷爾蒙，似乎的確和肺癌發生率呈正相關，但這方面的資料仍呈分歧[16]。

8.慢性肺疾病

有慢性阻塞性肺病、結核病的人，得肺癌的風險也較高。

不吸菸者肺癌的治療效果及存活率

不吸菸者的肺癌接受化療的結果，和吸菸者的肺癌沒有差別。但是接受酪胺酸酶抑制劑（tyrosin kinase inhibitors）的效果就有不同了。因爲不吸菸者的肺癌，EGFR 的基因突變率大大高過於吸菸者的肺癌。有異於 P53 抑癌基因，EGFR 的突變率和吸菸成反比，因吸菸而得肺癌的病人，EGFR 突變率和吸菸的多寡有關。每年吸五十包的病人突變率只有百分之二十二，有趣的是，每年吸七十五包以上的病人就測不到 EGFR 的突變了[17]。EGRF 突變率因種族而異，美國人不吸菸者突變率僅有百分之二十八，亞洲人不吸菸者突變率高達百分之六十八，EGFR 基因的突變無形中變成了肺癌的分子生物指標了。

Soda 等[18]幾位日本學者，於二〇〇七年代發現不吸菸者的肺癌病人中，有百分之六點七帶有 EML-4-ALK 基因的重織，這種基因和 EGFR 不會並存。接著，科學家也研發出另一種標靶治療藥物叫 crizotinib，對帶有 EML-4-ALK 基因的病人造福不淺。和 EGFR 一樣，EML-4-ALK 基因也變成肺癌的分子生物指標了。

結語

科學精心的研究，已證實吸菸者的肺癌和不吸菸者的肺癌是兩個不同的疾病。不吸菸者的肺癌，好發於女性，它的發生率也有地域性的差別，亞洲人多於北美洲人，歐洲人最少。它們臨床特徵不同，基因變化有異，病理組織學上也有差別。不吸菸者的肺癌將近百分之五十有EGFR的突變，對標靶治療效果也較高[19]。EML-4-ALK基因的發現，也導致另一種標靶治療藥物的研發，新藥物對另外百分之六至七的不吸菸肺癌病人有助益[20]。

對影響不吸菸者得肺癌的基因，若能更進一步的了解，研發出更好的標靶治療藥物，是治療不吸菸者肺癌的終極目標。這個目標能達成，傳統性亂槍打鳥的化學治療也就走入歷史了。但是爲什麼不吸菸者的肺癌，大多數發生於女人身上？爲什麼大部分都是腺癌？如果能夠徹底了解這個問題，相信對它的治療會更上一層樓。

當然，吸菸仍是肺癌的主要原因，我們要不餘遺力地提倡禁菸，勸導年輕人不要嘗試吸菸。

參考文獻

1. Couraud S, Zalcman G, Milleron B, et al. Lung cancer in never smokers. A review. Eur J Cancer. 2012;48:1299-1311.
2. Nordquist LT, Simon GR, Cantor A, et al. Improved survival in never smokers. versus current smokers with primary adenocarcinoma of the lung. Chest. 2004; 126:347-351.
3. Toh CK, Gao F, Lim WT, et al. Never-smokers with lung cancer:epideriolugical evidence of a distinct entity. J Clin Oncol. 2006; 24:2245-2251.
4. Hibi K, Takahashi T, Yamakawa K, et al. Three distint regions involved in 3p deletion in human lung cnacer. Oncogene, 1992;7: 445-449.
5. Le Calvez F, Muskeria A, Hunt JD, et al.P53 and KRAS mutation load and types in lung cancers in relation to tobacco smoke:distinct patterns in never, former, and current smokers. Cnacer Res 2005; 65:5076-5083.
6. Hernandez-boussard TM, Hainaut P. A specific spectrum of P53 mutations in lung cancer from smokers: review of mutations compiled in the LARC p53 database. Environ Health Prospect 1998; 106:385-391.
7. Wang YC, Lu YP, Tseng RC, et al. Inactivation of hMLH1 and hMSH2 by promoter methylation in primary non-small cell lung tumor and matched sputum samples. J clin

Invest. 2003; 111:887-895.

8. Alice Shaw T, Engelman JA. ALK in lung cancer: past, Present, and Future.J Clin Oncol 2013; 31:11051111.

9. Lisandro F, Bacchi CE. Anaplastic lymphoma kinase gene reaarangement in non-small cell lung cancer in a Brazillian population. Clinics 2012; 67:845-847.

10. Hiragama T: Non-smoking wives of heavy smokers have a higher risk of lung cancer. Br Med J 1981; 282:183-185.

11. Vineis P, Alavanja M, Buffler P, et al. tobacco and cancer;Recent epidemiological evidence. J Natl Cancer Inst 2004; 96: 99-106.

Samet J. Radon and lung cancer J Natl Cancer 1989;81:745-757.

12. Ko YC, cheng LS, Lee CH, et al: Chinese food cooking and lung cancer in women nonsmokers. Am J epidemiol 2000; 151:140-147

13. Cheng.YW, Chiou HL, Sheu,GT,et al. The association of human papillomavirus 16/18 infection with lung cancer among non-smoking Taiwanese Women. Cancer Res 2001:61:2799-2803.

14. Koshiol J, Rotunno M, Gillison M, et al. Assesment of human papillomavirus in lung tumor tissue. J Natl Cancer. Inst. 2011: 103:501-507.

15. Schabath MB, Wu X, Vasslopoulou-Sellin R,etal. Hormon replacement therapy and lung cancer risk. Clin cancer Res 2004; 10:113-123.

16. Pham D, Kris MG, Riely GL, et al, Use of cigarette smoking history to estimate the likelihond of mutations in epidermal growth receptor gene exon 19 and 21 in lung adenocarcinoma. J Clin Oncol. 2006;24:1700-1704.

17. Soda M, Choi YL, Enomoto M, et al. Identification of the transforming EML-4-ALK fusion gene in non-small –cell lung cancer. Nature 2007; 448:561-566.

18. Shepherd FA, Rodrigues. Pereina J, Ciuleanu T, et al. Erlotinib in previously treated non-small cell lung cancer. Engl J Med. 2004: 22:1103-1109.

19. Takahushi T, Sonobe M, Kobayashi M, et al. Clinicopathological features of non-small cell lung cancer with EML-4-Alk fusion gene. Ann sung Oncol. 2010; 17:889-897

西醫對另類醫療應有的態度

（本文曾發表於《臺灣醫界》二〇〇五年五月第四十八卷第五期。）

另類醫療已在世界各角落蓬勃興起。近十幾年來，美國做過兩次的問卷調查，發現有試過另類醫療的人，占總人口的比例，由一九九〇年的百分之三十三點八增加到一九九七年的百分之四十二點一[1]。澳洲的人口中，將近一半試過另類醫療法。在臺灣，到底多少人用過另類療法呢？我們恐怕沒有正確的統計數字吧！

另類醫療的興起，是不可抑止的潮流。一九九二年美國國會立法，在國家衛生院設立辦公廳，其目的在評估另類療法的效果，及研討將它納入傳統醫療的可行性。它和十幾個研究中心，積極地推動對另類療法的研究。這個辦公廳已於一九九八年升格爲全國另類醫療中心，由此可見美國政府對另類醫療的重視。

隨著不少醫學院及醫院也開始設立另類療法的部門。哈佛大學於一九九五年開了一個討論會，專門討論「禱告」的療效。同年，第一屆國際性另類療法年會揭幕，場面之大，包括五十個專題演講、六十個技術傳授課程及四十五個展覽亭，琳瑯滿目。

根據一九九八年一個調查報告，美國一百二十五個醫學院，已經有六十一個學校開課教授另類醫療[2]。有些甚至將它列爲必修課程。不少保險公司也給另類醫療師適當的支付。不可置疑地，另類醫療不僅在美國，在臺灣亦然，已形成一股很大的影響力量，這個力量是不可能被抹滅的。我們在這種環境之下當醫師，應該保持什麼態度看病人，或者應該採取什麼策略相因應或相配合？

1.必須了解什麼是另類療法

孫子兵法「知己知彼，勝乃不殆」，也可以用在醫學上。另類療法種類良多，以下把較重要的幾種略做介紹。

(1)食物療法（macrobiotics）：食物療法是改變飲食攝取來治療或預防疾病，特別是癌症。標準的食物療法是只吃碳水化合物及低脂的東西。它不是絕對的素食，偶爾也可以吃魚。碳水化合物以五穀之類爲主，豆類爲輔，水果及菜類並不多。

(2) 植物療法：如草藥及中藥等。

(3) 接觸療法（manual healing methods）：如腳底按摩、推拿、脊骨療法。

(4) 身心靈療法（mind body techniques）：如氣功、坐禪、瑜珈、靜坐、祈禱等。

(5) 針灸（acupuncture）

(6) 尿療法：一位日本醫師中尾良一提倡，他相信喝尿可以治癒百病。

(7) 營養補充品（nutrient supplements）：如鯊魚軟骨可以抗癌。

2.要知道病人爲何選取另類療法途徑[3]

站在懸崖，不慎掉下去，旁邊不管一草一木都會用手去抓是人之本性。當一個人被告知是癌症末期時，聽說有什麼偏方可以治癒，都會不惜一試，這是人之常情。今日雖然科學發達，很多癌症還是無法根治，況且接受治療過程中，常會引起副作用，飽受痛苦，因此病人就會選取比較溫和沒有副作用的另類療法了。今日西醫療法被認爲是頭痛醫頭，腳痛醫腳的模式，缺乏以病人的整體爲對象的全人態度（holistic approach）來面對病患的問題。況且尋找另類療法，病人有一切操之在我的感覺。

3. 致力另類療法的研究

許多另類療法，譬如中藥的世代傳承，草藥的以耳傳耳，都是缺乏科學的驗證。我們要做系統性的研究，不管研究效果的好壞，都應該公諸於世。一九八〇年代，美國盛傳從杏仁核提煉出來的 Laetril 可以治癌。美國本土禁售 Laetril。許多病人千里迢迢去墨西哥購買。後來有人做研究，不但證明它沒有效果，且發現用久了會造成氰化物（cyanide）的中毒。研究報告在 New England Journal of Medicine 發表後，癌症病人對 Laetril 的狂熱也就銷聲匿跡了[4]。很多人認爲吃鯊魚軟骨也有治癌作用，因爲它可以抑制癌細胞的血管增生（inhibition of angiogenesis），學者們做了臨床研究，證明它沒有抗癌的效果。

一九七〇年代，美國籍的荷蘭裔學者 Burzynski 提倡尿液內有一種成分叫做 antineoplaston 可以治癌[6]。後來，Green 所做的研究證明尿液內根本沒有 antineoplaston 的存在[7]。但是臺灣有人把它另改名字，稱爲 CDA-II，目前在大陸做成膠囊大力推銷，說可以有效治癌。

我們對大部分的另類療法都不知道它們作用的機轉，眞正療效如何，以及安全性也沒足夠的資訊。政府應該鼓勵專家學者，對另類療法多做研究。

4.要知道使用另類療法可能造成的不良後果

常被用來幫助消化的紫草（comfrey）可能對肝臟造成嚴重損害[8-9]；常常使用的甘草，大量使用時，可導致高血壓及心律不整。中藥內常含有鉛及砷的重金屬可傷害身體。使用減肥藥馬兜鈴酸（aristolochic acid）會引起膀胱癌及腎纖維化[10]，另外一種減肥藥草叫守宮木（sauropus androgynus）會引起肺部阻塞性支氣管炎（bronchiolitis obliterans），一九九六年高雄榮民總醫院報告過，有二十三位病人爲了減肥吃這類藥草而得上述疾病[11]。服用強心用的蟾酥，含有蟾蜍分泌物，會干擾 digioxin 的血液定量。在歐洲常被用來治療憂鬱症的 St John Wort，會干擾血液 cyclosporine 的定量，因此讓醫師誤判血液中的濃度，而導致移植器官的排斥。目前盛行的巴西蘑菇，吃後大便會排泄出菇菌的孢子，類似寄生蟲卵，會被誤診爲寄生蟲病。中藥及草藥不是一般人所認爲沒有毒性。以上所舉的幾個例子只是冰山一角而已。

5.要有開放的胸襟，不要鄙視另類療法

在高科技時代行醫，除了要具有廣博的知識外，也要有開放的胸襟，有些另類法如針灸及脊椎療法，對噁心、慢性疼痛及肌肉疼痛的治療，已經獲得肯定[11-12]，美國不少保險公司，甚至Medicare都願意支付。醫師對病人要用心聆聽，不要讓病人怕告訴醫師他在使用另類療法。要以非批判性的態度，坦誠和病人溝通，提供病人所需的資源，並給予適當的輔導。

另類療法在醫療體系已是一股不可抑止的潮流。根據一篇研究報告，美國人每年花費在另類醫療的費用，比花費在正統性醫療的費用還要多[13]。在臺灣，相信有過而無不及，大多數的病人都不願意或不敢向醫師說他們在用另類醫療法。另類醫療可能會和正統醫療在藥物上、治療上有互相抵制的現象，或干擾血液藥品濃度的定量。因此，面對每個病人，都需要知

道他們是否在用另類療法。這將帶給醫師們負擔，延長看病的時間。和病人討論另類療法是一種挑戰。不要開門見山的詢問病人是否用另類療法，而應該用旁敲側擊的方式。我們應該以客觀的態度做更多的研究，去驗證它的效果、安全性及實用性。希望有朝一日，能整合西醫和另類醫療爲一體，達到以病人爲利益的醫療目標。

參考文獻

1. Eisenberg DM, Davis RB, Ettner SL, et al: Trends in alternative medicine use in the United States, 1990-1997. JAMA 1998;280:1569-1575.
2. Wetzel MS, Eisenberg DM, Kaptchuk TJ: Courses involving complementary and alternative medicine at US medical schools.JAMA1998;280:784-787.
3. Astin JA: Why patients use alternative medicine, results of a national study. JAMA 1998:279:1548-1553.
4. Motrel CG, Flerming TR, Rubin J, et al: A clinical trial of Amygdalin (Laetrile) in the treatment of human cancer. N Engl J Med 1982;306:201-206.
5. Miller DR, Anderson GT, Stark JJ, et al: Phase I/II trial of the safty and efficacy of shark

cartilage in the treatment of advanced cancer. J Clin Oncol 1998;16:3649-3655.

6. Burzynski SR: Antineoplaston:a biochemical defense against cancer. Physiol Chem Phys 1976;8:276-279.

7. Green S: Antineoplastons: An unproved cancer therapy. JAMA 1992;267:2924-2928.

8. Miskelly FG, Goodyear LI: Hepatic and pulmonary complications of herbal medicine. Postgrad Med 1992;68:955-956.

9. Ernst E: Harmless Herbs? A review of the recent literature, Am J Med 1998;104:170-178.

10. Chang CH, Wang YM, Yang AH, et al: Rapidly progressive interstitial renal fibrosis associated with Chinese herbal medications. Am J Nephrol 2001;21:441-448.

11. Lai RS, Chiang AA, Wu MT, et al: Outbreak of bronchiolitis obliterans associated with compsumption of Sauropus androgynus in Taiwan. Lancet 1996;348:83-87.

12. Marwick C: Acceptance of some acupuncture application. JAMA 1997;278:1725-1727.

13. Bove G, Nilsson N: Spinal manipulation in the treatment of episodic tension-type headache. JAMA 1998;280:1576-1579.

中草藥可能的不良反應

（本篇曾發表於《臺灣醫界》二〇〇五年第四十八卷八期。）

中草藥不僅在臺灣、中國大陸及香港普遍被使用，近年來在美國或歐洲國家也廣受歡迎。中草藥不是用來治病，就是做爲養生補品。在美國，對中草藥沒有嚴格的管制，很容易買到，對消費者的安全也沒有保障。在歐洲，政府對中草藥的管制比較嚴格，上市之前，會去評估它們的療效及安全性。

在臺灣，衛生署對中草藥的管制也不十分嚴謹。經常可以在電視上或從收音機聽到某種中草藥可以治癌、降血壓、治糖尿病等的廣告。

一般民眾認爲，中草藥出自自然，不會有不良反應。其實這是錯誤的認知。在美國，陸陸續續已經有不少吃中草藥而發生不良反應的報告，甚至也有不少因吃中草藥而喪生。在臺灣，關於這方面的報導較少見，我們醫師對使用中草藥可能會發生的不良反應要有適當的了解。中草藥的不良反應大致可分爲下列數種。

中草藥的不良反應

1. 過敏性反應（Allergic reaction）

臺灣人去泰國或印尼旅遊時，喜歡去享受芳香按摩。按摩時所用的樟腦、茉莉等都可能導致過敏性皮膚炎。日本人芳香療法常用薰衣草，也可以發生過敏性皮膚炎[1]。

2. 肝臟的的毒性作用（Hepatotoxicity）

不同的中草藥，對不同的器官會發生毒性作用。現在臺灣很盛行的雲南白藥，據說可以治療百病，如癌症、中風、糖尿病、高血壓、內外傷等。雲南白藥的主要成分是金不換（或稱田三七）。一九九四年，美國內科醫學雜誌報導七個吃了金不換引起急性肝炎的病例[2]。全球也有相似的零星病例報告。另外，小柴胡湯也會傷肝[3]。小柴胡湯在日本很普遍被使用，它是自漢朝開始就被華人用來治療感冒腹痛，或用來退熱的良方，它是好幾種藥草混合起來的配方，究竟哪一種藥草會引起不良反應就不得而知了。會傷肝的其他中草藥，還有被用來促使人體增加淋巴細胞數目、加強免疫力的紫錐花（ecchinacea）。木餾叢（chaparral）是生長在沙漠中的植物，它的葉被人用來泡茶喝，據說可以抗老及保護皮膚，但也有人喝木鰡叢泡製的茶後，得了急性肝炎。用來幫助消化的紫草（comfrey）可能對肝臟造成嚴重損害。常常被用來作瀉藥的大黃根（rhubarb senna）也會造成肝的損害。還有不少草藥，譬如可以紓解緊張用的韓信草（skullcap）或纈草（valarian root），用以治療氣喘的聖誕紅（mistletoe）和用以治療腹痛或退燒的牆石蠶（germander）都可能會對肝產生毒性[4]。一般對肝的毒性有幾種不同的機制，有些中草藥和治療結核病（isoniazid）一樣，是因體質特異（idiosyncrasy）引起，和服用的量沒有關係。有些草藥的代謝和 cytochrome P450 有關，產生對肝臟細胞有毒的代謝物，造成肝炎或膽汁鬱積（cholestasis），有些藥物則會引起肝靜脈的栓塞[5]。

3. 對肺及腎的毒性

十年前，在臺灣南部發現吃了減肥菜而引起集體性肺部阻塞性支氣管炎[6]。減肥菜是由馬來西亞引進的一種草藥叫守宮木，當時曾經轟動南臺灣，許多服用者吃了減肥菜後引起呼吸困難。經過媒體的報導，民眾知道減肥菜可能發生副作用，現在大家對它都敬而遠之了。然而，減肥人士轉而使用馬兜苓的草藥，想不到馬兜苓所含的馬兜苓酸可以引起腎臟的間質纖維化[7]。馬兜苓用久了，可能引起腎傷害而需洗腎，歐洲國家有不少這種病例報告，甚至有引起膀胱癌之顧慮。

4. 對西藥的交互作用（Drug interaction）

綠茶含有維他命K[8]，服用 warfarin 的病人喝綠茶就會抵制 warfarin 的作用。相反的，市場上很普遍的銀杏、大蒜精有增強 warfarin 的作用，它們主要是抑制血小板的凝結，使血液凝固的時間延長[9]。木瓜、龜苓膏及丹參也有相似的作用。所以服用 warfarin 的病人不可同時服用銀杏、大蒜、木瓜、丹參或龜苓膏。要開刀拔牙的前一週，這些藥材都要停止服用，以避免大量出血的風險。金絲桃（St John's wort）用於治療輕度及中度憂鬱症，接受器官移植而服用 cyclosporine 的病人，不要同時使用金絲桃，因爲它有抑制 cyclosporine 的作用[10]。在歐洲有接受器官移植的病人因同時使用金絲桃及 cyclosporine，而發生移植器官被排斥的報告。服用 ACE inhibitor 的抗高血壓藥品時，吃東西不要撒胡椒粉，它可以引起不停的咳嗽[10]。眾所皆知的是，吃葡萄柚和高血壓藥的交互作用。其他如卡法椒、纈草、金絲桃等，對開刀時所用的麻醉藥品可能會有交互作用，增加麻醉藥的藥效，開刀前都必須停止服用。

5. 中草藥的參雜物[11]

根據臺灣的一個調查報告，百分之二十三點七的傳統性中藥配方，含有西藥的成分。最常見的是咖啡因、利尿劑、止痛藥及類固醇。中藥配方也可能參有重金屬，如鉛、水銀、砷、錫等。服用中藥引起重金屬中毒的報告日漸增多。一篇調查報告指出三成的美國加州中藥店賣出的中藥參雜有重金屬[12]。

6. 引起癌症

一些當作瀉藥的植物，如蘆薈、旃那葉（cascara）、大黃根等，久服後有致大腸癌的風險。胡椒含有一種成分叫 capasaicin 少量服用有抗癌的作用，大量服用時，有可能引起胃癌。減肥的馬兜苓已經證實和膀胱癌有關[13]。

7. 對檢驗的干擾

蟾酥是由蟾蜍分泌物做成的中藥，華人自古以來就把它當作強心劑，國人喜歡用日本製的藥丸「救心」就含有蟾酥。服用蟾酥時，會干擾血液中 digioxin 的測定[14]。吃巴西蘑菇者，大便裡常發現孢子，不小心會被誤診爲寄生蟲卵。

結語

中草藥已遍及世界各角落，它在醫療的領域裡，已形成一股不可抹滅的影響力量。服用中草藥一向都被誤認爲中草藥出自自然沒有副作用，大部分服用中草藥的人都存有報喜不抱憂的心態，所以服用中草藥發生副作用的正確率，很難評估。

據調查分析，四百個服用中草藥的人之中，百分之八的人會引起不良反應[15]。但願一般民眾要有警惕，不要再以爲服用中草藥很安全，醫師朋友們要知道服用中草藥可能發生的問題，更要知道如何去處理那些問題。政府更要嚴格的管制中草藥，以保障消費者的安全。

參考文獻

1. Schaller M, Korting HC: Allergic airbone contact dermatitis from essential oils used in aromatherapy. Clin Exp Dermatol 1995;20;143-145.
2. Woolf GM, Pertrovic LM, Rojter SE, et al: Acute hepatitis associated with the Chinese

herbal product: Jin Bu Huan. Ann Intern Med 1994;21:729-735.

3. Itoh S, Marutani K, Nishijina T, et al: Liver injuries induced by herbal medicine, Syo-Saiko-to (Xiao-chai-hu-tang). Dig Dis Sci 1995;40:1845-1848.

4. Larrey D: Hepatotoxicity of herbal remedies. J Hepatol 1997;26:47-51.

5. Lee W: Drug-Induced hepatotoxicity. New Engl J Med 1995;333:1118-1127.

6. Ger LP, Chiang AA, Lai RS, et al: Association of Sauropus androgynous and bronchiolitis obliterans syndrome: a hospital-based case-control study. Am J Epidemiol 1997;45:842-849.

7. Vanherweghem JL, Depiereex M, Tielemans C, et al: Rapidly progressive interstitial renal fibrosis in young women: association with slimming regimen including Chinese herbs. Lancet 1993;341:387-391.

8. Taylor JR, Wilt VM: Probable antagonism of warfarin by green tea. Ann Pharmacother 1999;33:426-428.

9. Izzo A, Ernst E: Interactions between herbal medicines and prescribed drugs. Drugs 2001;61:2163-2175.

10. Ernst E: The risk-benefit profile of commonly used herbal therapies: Ginko, St John's wort, Ginseng, Ecchinacea, Saw Palmetto, and kava. Academia Clinic 2002;36:42-53.

11. Ernst E: Harmless herbs? A review of the recent literature. Am J Med 1998;104:170-178.

12. Ko RJ: Adulterants in Asian patent medicines. New Engl J Med 1998;339:847.
13. Bent S, Ko R: Commonly used herbal medicines in the United States. Am J Med 2003;116:478-485.
14. Dasgupta A, Biddle DA, Wells A, et al: Positive and negative interference of the Chinese medicine Chan Su in serum digioxin measurement. Am J Clin Pathol 2000;114:174-179.
15. Abbot NC, White AR, Ernst E: Complementary medicine. Nature 1996:381:361.

喝牛奶的迷思

（本篇曾發表於《臺灣醫界》二〇一二年第五十五卷十期。）

去年一個週末，參加了羅東社區大學主辦的專題演講，題目是「牛奶眞的能讓你喝出一身病」。以前只有知道喝牛奶的好處，從來沒有聽過喝牛奶的壞處。演講者是某大學食品系的系主任，他說牛奶是給牛喝的，牛奶中的蛋白質跟養分都是專門爲了小牛成長而設計，跟人類一點關係都沒有。也因此人體的免疫系統會對這些不適合人體的蛋白質產生過敏的現象，例如：鼻塞、腹瀉、紅疹等等。

牛奶的營養價值是無庸至疑的，若是牛奶喝不得，營養課程中有關牛奶部分是否都可以停擺，不用教了？我的兩個兒子在美國出生，從小喝牛奶喝到大，身高都是一百八十公分以上，比我高出很多，我相信要歸功於豐富的蛋白質攝取。對牛奶蛋白有過敏的體質，倒不算多。不少東方人喝牛奶會拉肚子，是因爲患有乳糖不耐症。這群人缺少乳糖酶，不能消化乳糖，在消化道中會引起腸道疼痛和腹瀉，在養生食品店可以買到乳糖酶，喝牛奶同時吃乳糖酶，就可以解決乳糖不耐症的問題了。

他又說，牛奶內含有雌激素和黃體酮，及類胰島素生長因子（IGF），對女性可能引起乳癌，對男性可能引起前列腺癌，這些都是我以前聞所未聞的事。那位演講者並沒有給我滿意的解釋，因爲好奇心的驅使，我便上網去查有關這類的文獻，我的用心讓我找到了一些關於牛奶和癌症相關的研究資料。

有些研究認爲高濃度的 IGF 會增加癌症罹患率。製造牛乳業者爲了要增加牛奶產量，在飼料裡添加了 IGF，這和飼料添加瘦肉精異曲同工。人體內，每分每秒都可能隨時發生基因突變，產生癌細胞，我們人體通常會自行消滅這些癌細胞，但是喝大量牛奶時，體內 IGF 的濃度升高，它會阻止身體消滅這些癌細胞的功能，讓癌細胞不斷分裂，導致癌症的發生，這些都是流行病學研究列出的假設，沒有眞正的臨床研究。較有說服力的研究，應該分兩組進行，一組研究對象應遵循飲用特別針對研究而設計的飲料，另一組則按照平常的飲食習慣飲食。在遵照這種飲食習慣生活數年後，我們再比較兩組人員健康狀況，但是實施上較困難且花費較大。

文獻上還有更危言聳聽的研究報告，例如牛奶將加速骨質疏鬆，跟我們一般的觀念適得其反。還有，喝牛奶會引起糖尿病、多發性硬化症，也提高罹患大腸癌、卵巢癌及睪丸癌的風險。

我一向都認爲要多喝牛奶，因爲牛奶內含有很多鈣質可以預防骨質疏鬆，爲什麼竟有人會提出這樣驚人且矛盾的論點。

馬克赫格斯特德是哈佛大學的教授，他曾經在這個領域獲得許多榮譽頭銜。在他學術生涯中，「鈣質」是他主要研究主題。他從一九五〇年代開始研究鈣質生理學，直到一九八〇年代才退休，他可以說是世界上最優秀的鈣質專家，根據他的理論，當我們長期攝取過量鈣質，身體會漸漸失去代謝鈣質的監督能力，也就是說隨著時間，過量的鈣質攝取會造成這種自然機制紊亂，失去有效利用膳食鈣質和在年老時保存骨骼中鈣質的能力。另一方面，牛奶蛋白質代謝後，會使血液變成酸性，身體爲了要中和酸性，必須消耗體內的鈣質。他的論說似乎有道理，但也不是所有專家們的共識。

喝牛奶和第一型糖尿病的關係，似乎是一個很重要及有趣的題目。現在已證實第一型糖尿病是一種自身免疫性疾病（Autoimmune disease）。研究發現，糖尿病童血液內的自體抗體（Autoantibody）都很高，這些抗體可能是啓動胰腺B細胞破壞程序的主要原因之一。目前尚沒有直接證據說，牛奶蛋白質是這些抗體的抗原。間接證據也是來自流行病學的觀察。芬蘭兒童發生糖尿病的風險是日本的四十倍，是中國地區兒童的一百倍，情況嚴重程度跟牛奶的攝取量成正比。牛奶可能是元兇是合理的懷疑。

大多數的兒童能夠完全消化牛奶的蛋白質，但是有部分兒童，可能因爲基因的關係無法完全消化，於是蛋白質的碎片流到血液中，免疫系統辨認出它們，視爲不受歡迎的入侵者，將它們消滅，而負責合成胰島素的胰島細胞類似這些蛋白質碎片，免疫系統會出了差錯，一併破壞這些胰腺細胞，從此體內無法再製造胰島素，造成兒童罹患第一型糖尿病。

在我搜索喝牛奶壞處的過程中，發現在美國及歐洲有所謂「反牛奶聯盟」。在臺灣，倒是第一次聽到反對喝牛奶的聲浪，顯然反牛奶之風也吹到了臺灣。我以野人獻曝之心，和大家分享喝牛奶可能的壞處，我不希望在國內爲美國牛肉瘦肉精吵得沸沸揚揚時，再投一個震撼彈，只盼政府在牛奶議題尚未吵開時，要有所準備，呼籲學者對這方面多做研究。我無意嚇阻喜歡喝牛奶的人，目前尚沒直接證據說喝牛奶有壞處，我想不要過量攝取是無妨的。我所看過的研究報告，大部分都強調要過量攝取才會喝出毛病來。

第三章

成長歲月與生活點滴

我的父親

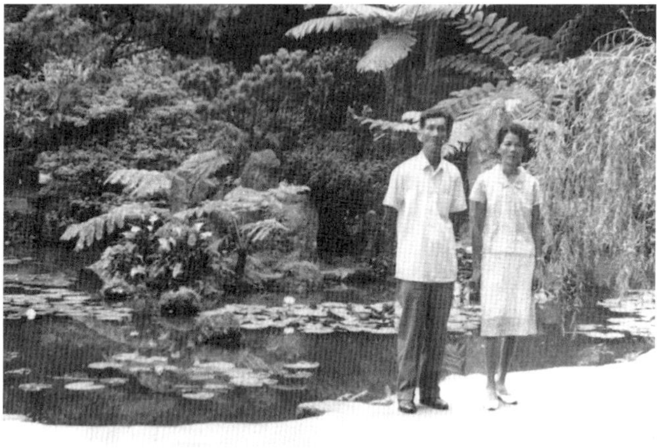

父母親的合照。

家父名字叫鄭奇祥，出生於民國前一年，那時候是日治時代，日本人歧視臺灣人，不是非常聰明難以考進中學。父親常常自傲的說，他考進了高雄中學，班上兩百多名學生，只有十名左右是臺灣人。當時在高雄郡（高雄市及屏東縣合起來叫高雄郡），唯有一所的中學就是高雄中學。中學畢業後，父親又順利考上了臺南高工（成功大學的前身）。父親在八位兄弟中排行第六，只有七叔和他受過大學教育，七叔沒有父親聰明，去日本學醫。父親主修機械工程，畢業後在一家日本人的公司當工程師，頗受器重，後來被調去大阪當工程師。去日本時，我剛滿月，我們在大阪住了四年，父親又回來臺灣。回來臺灣時，正值二次大戰末期，我們常常要躲聯軍的空襲。有一次，我們全家四口，媽媽、外婆、姊姊及我，躲在防空洞，雖然炸彈沒有直接炸到我們，但附近的房子被炸毀了，我們的防空洞倒坍下來，一家四口被埋在防空洞底下。父親的公司離家不遠，他眺望天空，第六感告訴他，家裡發生了事情，趕緊騎腳踏車直奔回家，果然回到家裡看到我們一家四口被埋在防空洞底下，後來請人幫忙把我們從瓦礫中挖出來，姊姊已經不省人事，送醫急救才把她救回來，媽媽、外婆及我只受輕傷無大礙。

一九四五年日本投降，戰爭結束後，日本人被遣回日本，蔣軍接收臺灣，百廢俱興，日籍工程師回日本去了，那時人才欠缺，國民政府曾幾度提供待遇優厚的高級公職給父親，都被他婉拒，他毅然決定帶我們全家回老家林邊，願意固守祖父留下的數畝田地及魚塭。不久後，政府的三七五減租加上耕者有其田政策，使數畝田地變成烏有，我們的生活只能依靠魚塭的收入了。經營魚塭要靠天吃飯，常常將針頭大的虱目魚苗養到可以收成時，遇到七月或八月颱風來襲，魚塭堤岸崩潰，虱目魚游到汪汪大海或到別人的魚塭去了。我那時候年紀小，每次看到父親心痛落淚，也無可奈何。後來我考進了高雄醫學院，那時學費每學期一千九百元，比公立學校高出四倍，頭兩年都籌不出學費，後來我就當起家教自給自足。暑假開始，我拜託小學教我三年的黃清江老師，替我招募當年剛考上初中的學生，借了林邊國小的教室，教他們英語，每年都教五十名左右學生，一個學生每月收費五十元，一個暑假下來，不但有錢繳學費，開學後也有生活費了。加上我又在鳳山一位婦產科醫師家裡當家教，吃住之外又給我三百元，從那時候起，父親再也不會因爲籌不到我的學費而愁眉苦臉。父親經營魚塭不善，也曾幾度從事副業，譬如在住家庭院蓋起雞舍想養雞賺錢，但是流年不利，發生雞瘟，後來血本無歸。後來建了一個小工廠，把蚵仔殼磨成粉，賣給雞農添加在飼料裡用，以增加雞體內的鈣的成分，生意不好，還是虧本作罷。從那時候起，父親都是借錢或變賣家產爲生。我醫學院畢業服完兵役就去美國了，去美國當實習醫師很辛苦，薪水不多，每月三百美元，還寄一百美元給他。我去美國三年後，母親得了胃癌，不幸在五十四歲時就辭世了。母親嫁給父親後，除了在日本那四年外，都過得很勤儉，體弱多病，帶了四個小孩，期待孩子們有朝一日能賺錢奉養她、孝順她，可惜走得那麼年輕。我要從美國回臺奔喪時，父親告訴我，回去也看不到她，身邊又沒有積蓄，用不著回臺灣。這件事，我直到現在還耿耿於懷，常常爲此掉下男人淚。母親過世後，父親把魚塭賣掉還債後，還剩些許錢當老本，和弟弟住在一起之後，曾到美國兩次，我帶他遊遍了美國的名勝古蹟，但他住不慣美國的生活，旅遊完畢就吵著要回家。他在一九八五年壽終正寢，享年七十五歲。

父親終生最遺憾的是他沒有念醫，他雖然考上了醫專，卻棄醫學工，因此他要我考醫學院。如果父親在天之靈有知，他一定很高興我的兩個兒子及媳婦都是醫師，二弟的兒子及女兒也都是醫師。爸爸、媽媽：謝謝您們教養之恩。

母親與外婆

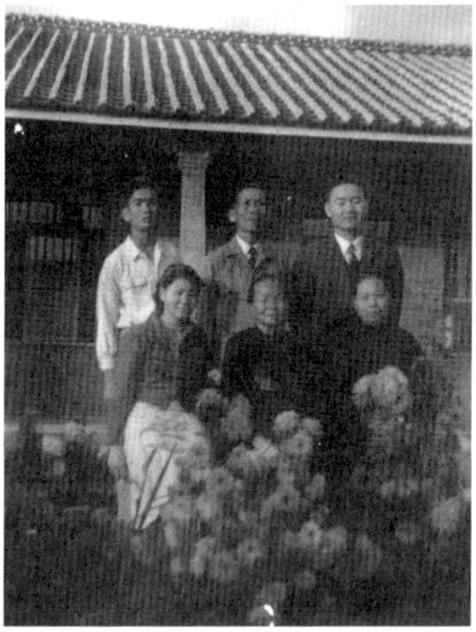

後排左邊是我大一時。中間坐著的是外婆。

祖父算是地方上成功的商人，第一位太太生了四個兒子及一個女兒，就離開人世了。祖父在太太過逝後續弦，再生四個男孩。父親在八位兄弟中，排行第六。

祖母去世後不久，祖父就臥病不起，有人出主意，要替祖父找第三任老婆。那時外祖父過逝後，母親年僅六歲，又有一個哥哥十歲大，外祖父並沒有留下家產，爲了生活，經過媒人的介紹，外婆就嫁到鄭家。名義上是老婆，實際上是看護、傭人兼保母。祖父也沒虧待外婆，給了她不少田地，本來是足夠養老的，後來被國民政府的耕者有其田政策所害，老本就變烏有了。

外婆那時帶小女兒進鄭家，兒子請母親的大伯扶養。外婆嫁給祖父時，另一個條件是，答應母親長大後嫁給其中一個兒子。不知是年齡較相當，或是另有原因，她們就選上了我父親。所以母親被當拖油瓶帶進去鄭家，當時的身分就等於是童養媳。外婆進入鄭家不到一年，祖父就壽終正寢。

那時候，大伯、二伯結婚後，搬出去自立門戶，全家經濟大權由三伯掌握。母親長得美麗又聰明，但三伯有私心，自己的女兒就讓她們念到中學，只讓母親念完小學而已。母親成績優異，都是名列前茅。父親小學畢業就考進高雄中學，他是雄中第五屆畢業生，在日治時代是件不容易的事，接著又考進臺南高工機械科。大學畢業後，他被聘在一家公司當工程師，有了工作後就和母親結婚，隔年就有姊姊，兩年後我也跟著來報到。

我幼時住在大阪，第一語言是日語，可惜後來都忘得一乾二淨。二○○六年時，我和太太去日本旅遊，根據父親寫下的地址，想去找找舊居，時隔六十多年，一點印象也沒有。我們在大阪住四年後，父親回到高雄的公司上班。隔了一年，母親又生了弟弟，和外婆一家變成六口。

戰後，因爲父親的固執，放棄待遇優厚的公職機會，舉家搬回林邊變成漁夫，主要是養虱目魚。外婆在家閒著，母親忙著家事，後來又生了小弟，我和他剛好差了十歲。小弟出生後，體弱多病，累壞了母親。問神求佛，說不能直接稱呼她媽媽，後來不知叫母親什麼，我都忘記了。我們兄弟姊妹，最讓母親勞心的是小弟。不知是否帶小弟引起的，後來她的身體就這裡不好，那裡不適，一大堆小毛病。她一生的嗜好是看歌仔戲，那時沒電視，只好上戲院了。母親的記憶力很好，劇情都能記起來。她的最愛有王昭君和番、薛丁貴征西、乾隆君遊江南等，不勝枚舉。她有好幾個粉絲，有空就來家裡聽她講故事。

母親很孝順外婆，她老人家本來當老本的農地被徵收，放在身邊的一些錢，舊臺幣四萬元要拆換一元新臺幣，讓她僅有的積蓄變成廢紙。其實外婆和父母親同住，不愁穿也不愁吃，七叔及八叔有時也會給她一點錢，以報小時養育之恩。有病時，七叔會照顧她，因為七叔是醫師。她平常足不出戶，有時會有晚輩來看她。外婆很疼我，我有時間就去她床邊和她聊天，才知道那些家裡的八卦。

母親的哥哥被她大伯扶養長大，有一天在田園工作，被毒蛇咬傷，走路回家後不久就斃命。隔年在家裡要煮飯時，母親的大嫂也被藏在米缸的一條毒蛇咬死，多麼巧合的一件事，夫妻倆都被毒死咬死。他們倆留下年幼的兩個女兒，一個比我大兩歲，是表姊；另一個小我一歲，是表妹。母親就接她們到我家，那時也沒送她倆去上學，在家裡幫忙做家事。現在想起來，母親讓她們姊妹倆變成文盲是不對的。後來，母親也像女兒般把她們嫁出去。表姐過得很幸福，表妹婚後生了一個兒子，後來受不了丈夫的欺負，離家出走當尼姑去了。我回臺灣後，找到了她的下落，就去她出家的寺廟找她，並且給她一點小錢。

我考進高醫的那一年，外婆生了一場大病，沒有去醫院，沒照X光，也沒做病理切片檢查，七叔能診斷是大腸癌，醫術眞是高明。她肚子痛的時候，七叔就替她打嗎啡劑，撐不久就回天乏術了，享年七十三歲。她臨終時，我在她身邊，一直看到她斷氣。我當醫師那麼久，看過的屍體那麼多，從來沒有見過斷氣的那一剎那，是多麼痛心的場面。

大姊結婚生子，母親升級當外婆，享到含飴弄孫之樂。但她認爲那是外孫，希望我結婚生子，讓她當個阿嬤。她渴望我學成後，返鄉懸壺濟世賺錢，改善家裡的經濟情況，想不到我出國去了。在出國的那天，父母親都一起去臺北松山機場送行。她很傷心，流了很多眼淚。想不到出國第三年，她就罹患胃癌離開了我們。若是知道去美國不久就天人永隔，我會是離不開的。母親在這人間只有短短的五十四年。聽父親說，母親生病時，姊夫扶上扶下，照顧母親無微不至。謝謝姊夫！她逝世時，有一位一歲大的長孫，可惜沒機會抱他。

小學及中學的日子

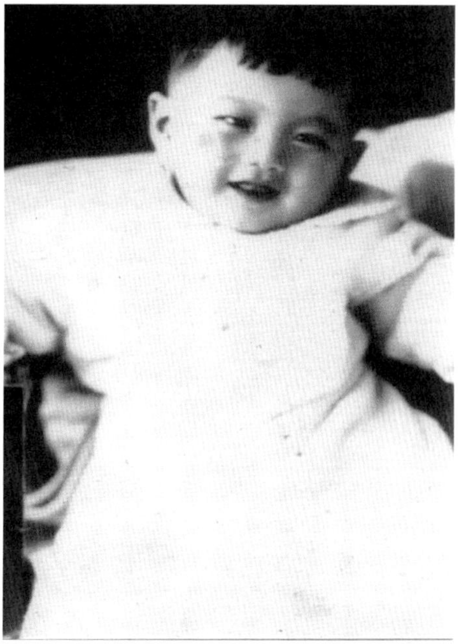

找不到中、小學時的照片，卻找到六個月時的 baby 照（一九三九年攝於日本大阪）。

我七歲入小學，那時候還是日治時代，上了一個月的課後，學會五十音，日本就無條件投降。改朝換代後，學校開始教注音符號。童年的日子，不像現在有電腦和玩具可玩。放學後三五成群，去溪邊玩水，玩橡皮筋或彈珠，鬥蟋蟀或賽陀螺。偶爾去竹林裡砍一根細長的竹子當釣竿，用一根通草做浮標，香蕉園挖一些蚯蚓，就去父親的魚塭釣吳郭魚，有時候赤裸裸就跳進魚塭游泳。我也常常自己做彈弓去打鳥，到郊外去焢土窯。我眞是像一隻脫韁的野馬，父母親從來不管我讀書，但是每學期成績都是名列前茅，從一年級到畢業，都是班上的班長。

二年級時，我被挑選代表學校去參加東港郡的國語演講比賽，我得了第一名。順理成章，我代表東港郡去參加高雄縣比賽（那時候還沒屏東縣），跌破大家的眼鏡，我又得了第一名。我知道他們選我的原因是，我有超強的記憶力，能背誦老師所寫的上千字演講稿。我又是好演員，叫我做什麼姿勢都做得很得體。我得了第一名，震撼全林邊鄉，一炮而紅。

畢業時，我應得縣長獎，校長認爲我成績好，但不是乖乖牌那類型，就給我第二名的校長獎。畢業典禮那天，不知是從哪裡借來的勇氣，拒絕上臺領獎。我們那一班，在黃清江老師三年的教導下，打破林邊國小歷年來的升學記錄，六位考上了高雄中學。因爲那時候沒有聯考，考上了高雄中學的六位，再加上另外六位同學，都考上了屏東中學。我們六位都放棄高雄中學，去屏東中學就讀。

屏東中學在初一時依能力分組，一年級有五班，我被分發在甲班。班上同學都是某某國校前五名的畢業生，我竟然脫穎而出，是班上第一名。全一年級數學比賽也得過第一名。念屏東中學時，由林邊坐火車通車到屏東。每天早上五點半起床，坐六點十分的車，車程剛好一小時。來回兩個鐘頭，是我念書及做作業的時間。從屏東火車站走路要三十分鐘。我很會利用及分配時間，我都是邊走邊記英文單字，或背英文的課文，我英文考試從來沒有低於九十五分。回到家裡書包一放，就去林邊國小打籃球、排球、乒乓球或網球，無所不打。

初二時，學校改變政策，不再以能力分組，把我分到丁組。分在丁組的有五位上面留級下來的同學。有一位是參加過國際級足球賽的國腿，其他四位是小流氓，不願讀書又常蹺課。點名不到還要當班長的我背書，改點名簿。後來因爲他們被導師逮到，我還被記了大過呢！他們在上課時間溜去屏東市立游泳池，偷窺屏東師範女同學更衣，聽說其中一位還看到自己的姊姊，回來在教室傳聞不斷，成爲笑柄。畢業時，我的成績雖好，但訓導主任叫我去訓話，取消我直升高中的權益，又說不歡迎我去報考本校。我和同班的另一位資優生李慶雄相約去考高雄中學，我們兩位都考上了。很巧的是李慶雄的父親和我父親也是高雄中學的同學。

高一上學期，我從林邊通學到高雄，每天早上五點起床，坐五點四十分的第一班車，車程剛好兩小時。高雄中學離車站只有五分鐘，我也是照樣在車上念書寫作業。一天來回四小時就夠了，回家也不必讀書。念了一學期後，認識班上的同學許極允。他住在九曲堂，是九曲堂火車站站長倪先生的宿舍，在車站旁邊。他徵求倪先生的同意，我就搬去九曲堂和他們同住。那是日式的宿舍，房子很大，三個人各住一房。從那時候起，我離開了家，一切自理。學會了燒飯煮菜，也學會了洗衣服。從九曲堂到高雄只需十五分鐘，我就不必那麼早起床了。

念完高一，我再也沒有第一名了。我被美術課及音樂課拖累，兩門課都是拿六十分，剛好及格。不知如何，音樂課老師別號「牛角」，考試時我唱了兩句，他就要我「下去，下去」，還好給了六十分。牛角老師讓我對音樂產生了恐懼症。美術課也令我非常頭痛，每逢美術課，好在有一位賴同學，替我隨便畫一畫繳出去，勉強過關。這樣的成績，能保持前六名，已經很滿意了。

在念完高一的那個暑假，由許極允的牽線，答應替人家當槍手。報考的學校是省立臺東師範學校，代人考試並沒拿報酬，只是一時好玩，想免費去臺東玩玩而已。考試又有百分之百安全性，因爲准考證是我的相片，當場被抓包是不可能的。李慶雄、許極允和我，我們三個人一起去臺東代考，三人都考取了。不幸開學後兩週被人密告，那三個同學被勒令退學。好在校長寬宏大量，沒有追根究底，否則我們三人後果不堪設想。

因爲我對英文情有獨鍾，高一起就加入浸信會繆牧師的查經班上課，藉以增強英文會話的能力。我很喜歡我們的英文老師，他是胡景元老師，他上課都全用英語講。我們幾個同學約法三章，下課也都要用英語會話。我們高二時，有一次英語能力測驗，我也是全高二第一名。

高二快結束時，突然動起歪念頭，想去參加大專聯考，試看看自己的實力。那時就竄改初中畢業證書，把初改成高。這樣和身分證一對照，是會露出馬腳的，所以乾脆身分證的出生年月日也改了。李慶雄、許極允和我三個人終於報名成功，正正當當去考場參加考試，那時是報名丙組。放榜時三個人都錄取了，我成績最好，考上臺大動物系漁業生物組，許極允考上師大生物系，李慶雄考上中興大學農藝系。記得國文作文題目是「論國文的重要性」，我國文考了八十分。

隔年高中畢業，我報考甲組，國文反而只考四十七分。那一次作文題目是「讀書的甘苦」，我只寫苦的一面，沒有寫甘的一面，因爲「甘苦」的臺語就是苦的意思。我就這樣沒有考上臺大醫學院，李慶雄報考乙組，考上臺大法律系，許極允報考丙組，考上臺大農藝系。從小學到高中畢業，我拿過多少第一。這次沒有如願以償，所受的打擊很大。

高中畢業後，李慶雄和許極允以喜悅的心情，走進臺大大門，我以憂傷的心情走到沒有大門的高醫，在那裡徬徨。現在回想起來，憂傷是多餘的，應該快樂地接納，勇敢去面對。要學臺灣民謠〈愛拚才會贏〉歌詞的一句「一時失志不免怨嘆」。

高醫生活點滴

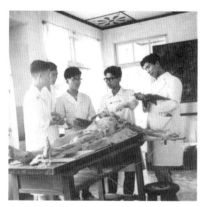

大體解剖實習。

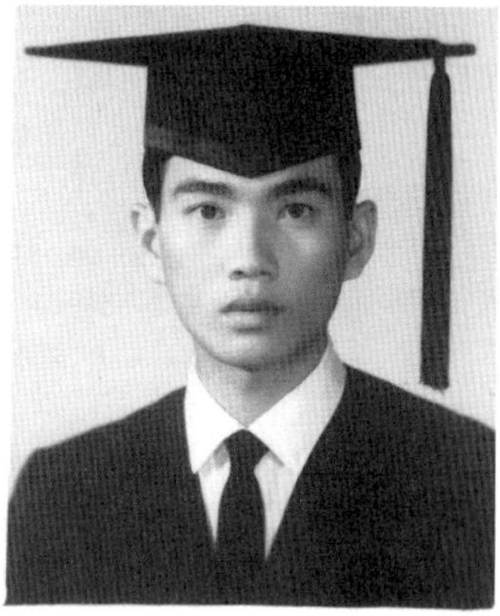

高醫學士照。

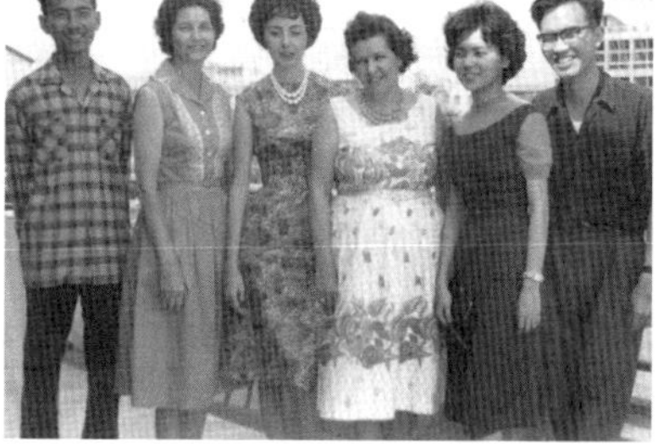

和美軍顧問團的太太合照。

高醫第一年

大學聯考時，我的國文作文僅考四十七分。而失敗就在此，被分發到高雄醫學院。北部、中部的同學來高雄報到，都很失望，因爲看到高醫只有兩棟房子屹立在稻田中，沒有圍牆，只有羊腸小徑和外面相通。在校園裡不時有牛在吃草，也有鵝鴨隨便放大便。我是高雄中學畢業的，早就知道高醫的外貌，並不爲此而失望，失望的是爲什麼沒考上臺大。很快地就決定隔年要重考，所以大一時沒用心去上課。同班同學高資敏帶我去民雄算命，我們兩位都被那位雙盲的算命師柳相士，斷定重考不會成功，且令人不能置信的是，他說我倆命中注定要念「錢醫」。他說，錢醫就是學費貴的醫學院，意指私立學校。實在令人佩服，匪夷所思，如他所斷定，我倆重考都落榜。現在想起來，那時候是太幼稚了。事在人爲，學校剛設立，難免設備差，師資沒有那麼好，先天的不足，後天是可以補救的。我眞不應該失望，我應該以念高醫爲榮，不應該浪費那寶貴的第一年。

反串李琴鈞

那時，牙科系學生和醫科系學生一起上課，到三年級才分班。大一那年，我看到牙科系有位姓何的同學，在雜誌上徵女友，我就寫信應徵。信上告訴他，我姓李名琴鈞，是屏東女中應屆畢業生，對大學生很仰慕，要和他做朋友。他立刻回信，要求我寄相片給他。我向開相館的好朋友，要一張清秀貌美的女學生相片給他，他欣喜若狂，拿相片向班上同學炫耀。說他認識了一位屏東女中的高三生，長得漂亮又聰明，是屏東市一位醫師的女兒。同學們都知道是我的惡作劇，抱著看連續劇的心情，等待要看下集。

幾週過後，他要求見面，我告訴他家教嚴格，父母親要我好好念書，準備考大學，只願意和他做筆友。我這個導演，想把好戲拖棚。但是他等不及了，一定要約會，逼不得已我答應了，他很得意忘形。我約他某日某時，在屏東公園蔣中正銅像旁邊等。何同學當天西裝筆挺，手抱著大學物理那本原文書，去高雄火車站，要坐車南下赴約。同學們知道他要去約會，都給他祝福，唯我潑他冷水，跟他說李小姐不會赴約的。

隔天，他回學校上課，還帶回伴手禮，給大家分享，說是李小姐送的。他也編了羅曼蒂克的故事告訴大家。同學們享用李小姐的禮物，不亦樂乎。

李小姐爽約，他生氣了。同學們也不再問他李小姐的事，以免讓他尷尬。戲終了，但是沒有好結局。

有一天，我們上體育課時，在操場上聊天，他舊事重提，我告訴他李琴鈞是我，在一張紙上寫字給他看，他認出我的筆跡，怒氣衝天，差點向我揮拳。後來還是忍氣吞聲，和我表面上和平相處。隔年他轉入醫學系，低我一屆，我們見面的機會就少了。

事隔五十多年了，上次林竹信回臺灣，同班同學在臺北聚餐，他要我把我的惡作劇告訴大家，讓同學們大笑一番。

當家教忙賺錢

念私立學校要付昂貴學費，父親養魚沒賺錢，於是大學三年級時，我開始擔任家教賺學費及生活費。起先住在鳳山一位婦產科醫師的家，教他的兒子。他是高雄中學初二的學生，他天生聰明，但不愛讀書。除了免費食住外，每月還給我三百元的零用錢。每天晚上，兩小時和學生在一起，督導他的功課，其實是很輕鬆的工作。後來，醫師夫人要替我牽紅線，介紹她的妹妹，我沒有答應，也就不好意思再住下去了。之後，換了一個學生，又遇到同樣的問題。學生的媽媽看上我，製造機會要我帶她女兒去看電影。我沒有接受，還是決定走爲上策，眞不知道醫學生的身價那麼高呢。

後來獨立門戶，在鳳山開了小型的補習班，收了七至十位學生，和高資敏分擔教學，我教數理科，高資敏教文科。我的家教生涯一直到大七當實習醫師那年才停止。

學校的課業

我很不欣賞高醫許多老師呆板的教學方法，上課枯燥乏味，我經常點名完後，從教室後門溜出去打球。我眞正用心上課，從來沒缺席的，是謝献臣教授的寄生蟲課。另外是鄭錦松教授的內科學，因爲我負責寫講義，賺一點錢。

回想高醫七年畢業，因爲沒有認眞讀書，當然成績不會很好，但是只有兩次補考。皮膚科學期成績事實上是六十三分，但被沈教授扣五分，因爲我缺一堂課。本來去沈教授家拜訪要送一點小禮，但是有點不甘願，沒送出去，就拿回學校和同學共享。我告訴他，缺課原因是外婆出殯，教授很領情，叫我免補考了。

婦產科的補考，完全出乎我的意料。我知道補考的原因是一件芝麻小事，吳教授記恨在心，故意整我的，現在回憶起來，有點羞愧。那時吳教授要替病人做人工受孕，需要精液，經同學的介紹我當了「精牛」。吳教授通常給學生八十元臺幣，我覺得八十元不值得，我跟他討價還價要一百二十元。他大概找不到別人，又有急需，不得已就答應我。想不到堂堂一名教授，竟爲了曲曲四十元的價差，當掉一名學生。吳教授在高醫惡名招彰，補考的學生要送禮，禮品要到特定的商店買，聽說這樣買的禮品，他可以去兌換現金。難怪這樣沒品格的教授，後來被謝獻臣教授踢出去。回想那次做精牛，不知有沒有受孕成功。有的話，我另外還有一名五十多歲的兒子或女兒呢！

致力學習英語會話

因爲堂兄在美軍顧問團當翻譯，他介紹美軍給我認識，以便學習英語會話。大學時代就有和美國人接觸的機會，有空帶他們回林邊魚塭釣魚，帶他們和眷屬認識中國文化，去看電影。記得，那時候帶他們去看梁山伯和祝英臺，頗受他們的青睞。當時非洲幾個小國，經常派學員來臺灣學習農耕，透過堂兄的介紹，我在週末當導遊，帶他們遊山玩水。這些都奠定了以後去美國的會話基礎，減少我的語言障礙。

當實習醫師

醫學院最後一年是當實習醫師，我們四人小組包括林竹信、吳幸雄和吳達霖。那時，高醫的附屬醫院很小，病人不多。內科、外科、婦產科及精神科要分發出去外面實習。最讓我不能忘懷的是，省立澎湖醫院婦產科的那兩個月。我的搭檔是林竹信，在那裡，我們接生了不少嬰兒。有空去逛街，抽香腸，不知是運氣好，或是技術高明，常常贏了不少香腸，讓他吃不完。直到現在和他通電話時，還很懷念澎湖的香腸。

在省立高雄醫院兩個月外科，兩個月內科，差一點跳進愛河，好在那位白衣天使要先出國去。出國後，鞭長莫及，沒幾個月她就另結新歡去了。在省立療養院實習時，受了一位護士小姐的青睞，常把我鎖在值班室陪她。當我騎踏車要去高雄時，常跳上後座，要我載她，好在沒擦出愛情的火花。

一年的實習時間過得太快了，畢業後就去金門當兵。吳達霖是海軍預官，聽說為愛情所擾，不幸自殺身死，英才早逝眞可惜。

金門當兵那一年

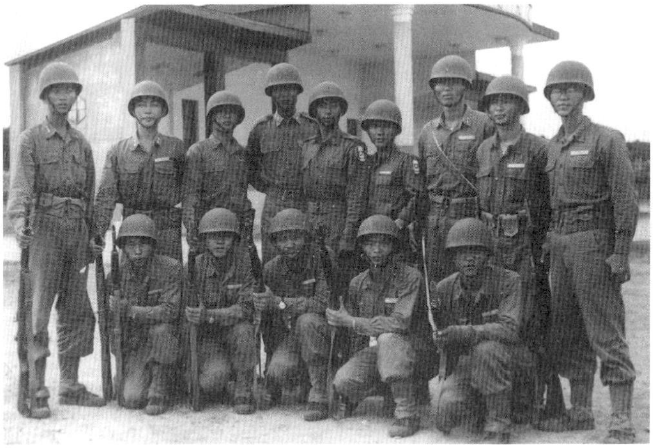

在金門當兵。最左邊站著的是我當時的雄姿。

在臺灣服兵役是所有年輕人應盡的義務，大五那年的暑假，已經去成功嶺受三個月的基本訓練。一九六四年高醫畢業後，分發去部隊前，還得去衛勤學校受訓一個月。記得一個月內有兩次被輔導長叫去辦公室談話，原來輔導長是要我加入國民黨。他告訴我，參加國民黨有很多好處，最主要的兩點是，將來要出國不會被刁難，下部隊不會去外島。我跟他說，我不想出國，也不怕被分發去外島。他對我無可奈何，也就放過我。結訓抽籤分發部隊時，由班長代表去抽，回來的結果不出乎意料，我中了金馬獎。抽籤不透明，其中沒有玄機，也難令人相信。反正我一點也不擔心，父母親卻憂心忡忡。

一個星期後，我就從高雄出發，坐軍艦去金門，我太太（那時候的女朋友）也到高雄送行。上船後，我吃一顆暈船藥後就呼呼大睡，十二小時後抵達金門。去接待中心報到後，我們同一梯次有三人，被分發到小金門三十四師師部衛生連，另外兩位是臺大畢業的吳明達及黃東波，已經在衛生連的有兩位國防醫學院畢業的戴致遠和林子准，林醫官是牙醫系畢業。一個月後加入我們陣營的，又有臺大牙醫系畢業的楊博正，及中國醫藥大學畢業的李鎮武。國防醫學院畢業的是中尉醫官，其他都是少尉，我們七個人住在同一個碉堡。七個人負責三十四師全部士官兵的病痛外，也要替小金門的老百姓免費看病。剛到的那幾天，老兵們頻傳令人毛骨悚然的故事，說什麼共軍的蛙人曾經上岸，附近的碉堡整班兄弟全體被殺死，耳朵被割掉，拿回去報功，害得我們剛到的醫官，晚上都不敢出去廁所尿尿，在碉堡內自備尿壺。

我們醫官的任務除了輪流看門診外，也要輪流值夜班。衛生連備有開刀房，有必要時也要開刀，如急性盲腸炎、外傷的處理。在高醫學生時代，看過開盲腸，但是只當第三助手或袖手旁觀，從來沒有機會自己開過。但是國防醫學院或臺大醫學院的畢業生都駕輕就熟。出去外面有所比較，才知道高醫的訓練比人差了一大截。

有一天晚上，一個阿兵哥被我診斷患急性盲腸炎，非開刀不可，我又沒開過，怎麼辦？老士官說，免煩惱，他要帶我。雖然以前做過脊椎抽液，要做脊椎麻醉還是沒有自信。在老士官的指導下，做完麻醉，我用刀尖刺刺病人右下腹，問他痛不痛？他說不痛了，老士官點頭說，可以劃刀，刀子往皮膚一劃，病人跳起來，用三字經罵人。後來我替他鎮定，重新麻醉，在老士官耐心的指導下，費了九牛二虎之力，我終於完成了生平第一件開盲腸手術。熟能生巧，不久我已經可以和別的醫官媲美了。謝謝那位士官的教導！

我們不看門診不值班時，幾個醫官常常下棋、打牌或上街去打撞球。有些計分小姐很漂亮，但是我們都被預警過，金門小姐可看不可用情，要娶金門姑娘當老婆，得待在金門十年。因爲我們替老百姓免費看病，他們常會送我們豬肉、雞鴨，及新鮮的魚蝦、螃蟹、雞鴨蛋。我們都拿出來全連加菜，有時留一點，在碉堡燒煮，買一瓶高粱酒小酌一番。

我們連部沒有洗澡間，都要黃昏出去荒郊野外，用水桶撈井水來洗，不管是寒冬，大家都赤裸裸相對，以冷水洗澡。我們那時候金門是單打雙不打，單號他們打宣傳彈過來，從晚上七點打到九點才停，砲彈都打到田野中，所以我們就不能洗澡，只好雙洗單不洗了。每逢佳節，如中秋節，他們會打中秋月餅過來，端午節打粽子過來，輔導長不准我們撿那些東西，被抓到會重罰的。我們這邊不打砲彈，而是放氣球過去。

另一個醫官的任務是去軍中樂園，檢查妓女是否有性病，我們輪流每星期一次，只是要看看有沒有淋病。那些妓女看到我都打招呼說：「醫官，不用檢查了，試試就知道了，免費喔！」

楊博正醫官的女朋友，一日一封情書，輔導長不知是好奇或什麼心理，每封他女朋友寄來的信都要拆開來看，楊博正很生氣跟他理論，輔導長說他的信已經不查了。楊博正告訴他女朋友，下次寫信時，在信裡說有放兩根頭髮，但是不要放。輔導長看完那封信，最後才看到有兩根頭髮，東找西找也找不到頭髮，就乾脆拔自己的頭髮放上去。楊博正再次拿著信跟頭髮去和輔導長理論，經過這一次的惡作劇，輔導長才罷休，不再查看楊博正的信。

有一天，那時的國防部長俞大維去小金門巡視，看到我是少尉軍官，知道我是預備軍官，就問我：「醫官在小金門一切都好嗎？」我回答說：「一切都好，只是要請假回臺灣考留美考試，連長不准我的假。」俞部長叫他的侍從官把我的名字記下來，過了一星期，連長叫我去，告訴我：「你的假，師部已經批准了，也安排好飛機，送你回臺灣考試。」要請假時，他罵我：「預備軍官貪生怕死，只有服役一年，都要找機會回臺灣。」想不到運氣好，遇到了長官貴人，受了長官的關心（不是關說），事情就迎刃而解了。考完試回小金門，三不五時連長看到我，就會來一句：「俞部長好嗎？」我說，老人家很好。連長以爲我和部長有什麼關係呢！我以後的日子好過多了。

在小金門時，我被派去大膽島，在大膽醫院服務三個月，我是院長，屬下兩名衛生兵。大膽醫院在碼頭旁，下船馬上可以看到大膽醫院四個字，兩旁寫著對聯「大膽担大膽，膽大担大膽」，上連是「島孤人不孤」。大膽島有一個加強團駐在島上，島上沒有老百姓，兩千多人的三長二短由我照顧。大膽島離廈門只有一公里遠，用望遠鏡可以看到廈門大學打籃球。二膽島離廈門更近，我也去過一次，替指揮官看病。大膽、二膽都是光禿禿的山丘，連一棵樹都沒有，連一個女人也看不到。吃的東西全靠小金門運送過去，遇到天氣不好，就要吃罐頭了。缺水時，早上去石頭邊收集霧水來用。偶爾有勞軍團去勞軍，否則看不到女人。聽說高雄縣一位縣長的女兒，去勞軍時被性侵而殺害。以後蔣經國每三個月派十名妓女，去解決阿兵哥性的問題。我在大膽島時，就遇到妓女去的時候，我替妓女做體檢，確定沒有問題才放她們去營業。可憐的阿兵哥在熾熱的太陽底下，大排長龍地等著他們的番，有的人甚至一個人買兩張票。

回小金門後，有位老兵思鄉情重，想要游過對岸，他沒算好潮流，游到中途正逢漲潮時，無法游到目的地，就停在一個小島嶼。不料晚上晚點名時被發現，派蛙人把他抓回來，隔天就帶去一個廣場槍斃（金門前線可以先斬後奏）。槍斃當天，每個官兵都要去看，有殺雞儆猴之意。開槍之前，問他有什麼話要說，他還高聲大喊：「中華民國萬歲。」思鄉何罪之有，五十幾年前要被槍斃，現在可以來去自如，多麼可憐多麼冤枉的一條生命。

一年的預官役很快就接近尾聲，黃東波、吳明達和我，七月底就退伍了。楊博正和李鎮武晚一個月也退伍了，小金門只留下戴醫官和林醫官。

我們回到臺灣各奔前程。吳明達去加拿大，念完博士，英才早逝；黃東波在桃園開業，是當地有名的外科醫師；林子准退伍後回臺北榮民總院，當到牙醫部部主任；楊博正也做到臺大牙醫系的教授；我去美國學有專長，現在回臺灣回饋故鄉；戴致遠和李鎮武卻沒音訊；還有教導我開盲腸的老士官，可能已經作古了。

一九八〇年代，被邀請參加國建會，也帶太太去金門參觀戰爭留下來的古蹟，看看摯天廳偉大的建築。二〇〇九年也再度回金門，這次有機會帶太太去看我們住過的碉堡及開刀房，已經事過境遷，昨是今非。以前在大膽島眺望廈門時，夢想有一天我能從廈門看大膽島，我的夢想也終於在二〇一二年實現了，我現在只希望在金門退休，因爲那裡的老人年金每月一萬兩千元啦！

退伍後出國前

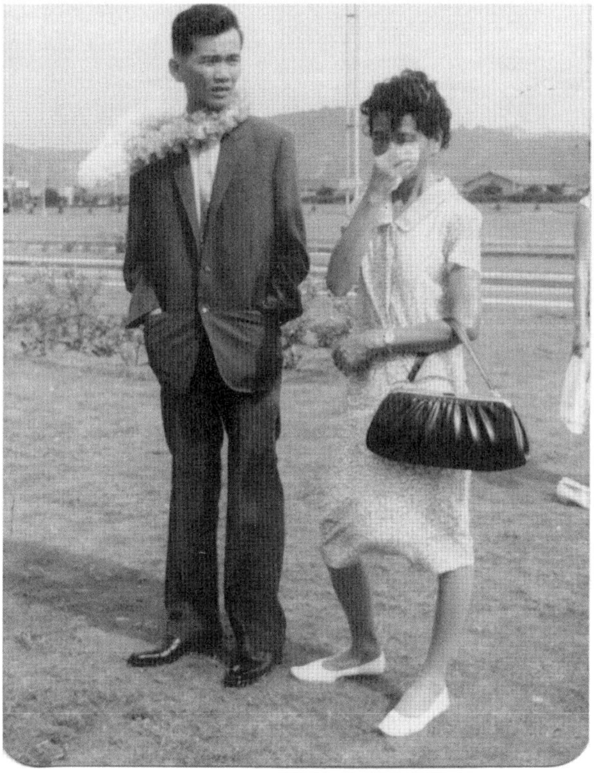

出國當天，父母親去松山機場送行，臨別依依，想不到是我們母子最後一次見面。

退伍那一年是一九六五年的夏天，雖然留美的考試已經通過，但因為當兵時在前線，要申請出國也不方便，所以規劃一九六六年夏天才出國。退伍前，我已經找到工作，要去省立臺南結核醫院當住院醫師。那時候的考量是，臺南離女朋友家近，她住在麻豆，坐興南客運路程一小時，我們可以每星期見面。另一個原因是，我認為那一年是過度時期，盡量能輕鬆，有工作就好，結核醫院符合了這個條件。

我去報到後，發現院長以下有主任及兩個主治醫師而已。我被派負責第一棟病房，另外第二病房由張醫師負責，第四病房由林醫師負責，第三病房沒有負責醫師。主任王醫師是前法務部長王清峰的父親，那時候王清峰才七、八歲，看不出以後會當到法務部長。張醫師及林醫師都是六十出頭，日本醫學院畢業，等待退休的老醫師了，王主任是臺大畢業，也有五十多歲了。曾院長是日本著名的京都醫學院畢業，專攻胸腔外科，後來又去美國哥倫比亞大學攻讀公共衛生碩士，在臺灣公共衛生界稍有名氣。

我負責的第一病房的病人，全部都是女性，來自全省各地，有年輕的，也有年長的。那時候我初出茅廬，看起來是年輕小伙子，還常常被她們吃豆腐呢！我上班一個月後，同班同學張炎森在高醫附設醫院當無給的內科住院醫師。我知道他有經濟壓力，就叫他過去，加入我們的陣容，他負責第三病房，全部病房都有負責醫師了，我也有好朋友作伴了。

省立臺南結核醫院位在離臺南市中心八公里的仁德鄉，環境優美清靜，占地廣闊，工作輕鬆，可是沒有人指導年輕的住院醫師。偶而王主任會教我們判讀心電圖、看X光片，偶而曾院長會教我們如何做支氣管鏡檢查。

在臺南市圓環附近，是我們的門診中心。一星期去看門診一、兩次之外，一星期一次下鄉去做公共衛生訪察，隨X光車去衛生所，替老百姓免費做X光檢查，發現有結核病就免費給藥治療。我們出差有出差費可領，又有人請客，都期待出差的日子。那時候，女朋友在麻豆家職教書，有空星期六就去看我，或者我去麻豆看她。我們幾乎每星期都能見面。有一天我告訴她，明年七月要出國，結婚後我先出國，過一段日子適應後，她才用配偶身分出去，她答應了。雖然沒跪下來說：「妳願不願意嫁給我？」我那句話等於是求婚了吧！她同意後，我們告訴雙方家長，母親請了她好友去麻豆提親，我們先文定終身，然後擇良晨吉日舉行婚慶，隔年二月五日是我們結婚的大日子。結婚時由曾院長當證婚人，婚後她仍留在麻豆家職教書，禮拜六才回臺南團聚。

結婚後，我就開始申請去美國的醫院了，那時候美國鬧醫師荒，所以很容易可以申請到工作。我對美國的醫院一點也不了解，申請六家醫院都在美東紐約市附近。六家醫院都給了合同，我也不知這怎麼選擇好，後來選了康乃迪克州的一個小鎮叫新倫敦。新倫敦位居紐約及波斯頓之間，選它是薪水較高，食宿免費，每月三百美元，扣稅後還有兩百五十美元，換算新臺幣一萬元，比我結核醫院的薪資要高出十倍。

有了合同，四月初開始辦理出國的手續。第一關是內政部，文件送出後，等了兩個月都沒消息。我有點急了，我打電話問辦過的同學，他告訴我不塞紅包是不會准的。我知道要怎麼做了，就親自上臺北找承辦先生，他告訴我依規定，畢業兩年後才可以出國。我知道同班同學有幾個去年就出去了，今年要出去的也有人都辦好了。我知道他要的是什麼，向他要了名片，買了一盒禮物，裡面塞了一千元紅包。聽同學說，批准下來的時間要看紅包的大小而定，要一星期下來的行情是一千元。我根據名片的地址，找上他的家，送上禮盒，他太太收了。我又回內政部找那位承辦先生，問他什麼時候可以好，他就改口說一星期後去拿，莫非他太太已經打電話告訴他，我送了多少錢。一星期過後，我又上臺北去內政部，收發室的一位老先生要我隔天再去。我送了兩包雙喜香菸給他，下午就拿到了內政部的許可證。接著去外交部辦護照，一切都很順利。

美國那邊的醫院要我七月一日開始上班，我也得準備買機票了。要去康州的新倫敦，飛機飛到紐約，再轉搭火車，需時一小時。從臺北到紐約的機票費是兩萬五千元，父親那時手頭很緊，不可能給我錢，岳父也不是有錢人家，我只好寫信要求醫院預支。他們很快就寄來飛機票，我還記得是六百五十美元，很難相信五十年前的機票費和現在一樣。機票有了著落，身邊也得帶一些錢，於是變賣了岳父給太太的嫁妝一部機車，換算五百美元，一切就緒，就等七月一日的飛機了。

出國前，在林邊的好友十二位集資，送我一個三盎斯的金牌。那時候一盎斯大約六十美元，現在每盎斯要價一千兩百美元，漲了二十倍。十二位送我金牌的朋友現在只剩下四位了。機票有了，旅費也有了，只等待七月一日的飛機了。

從沙漠搬到另一個沙漠

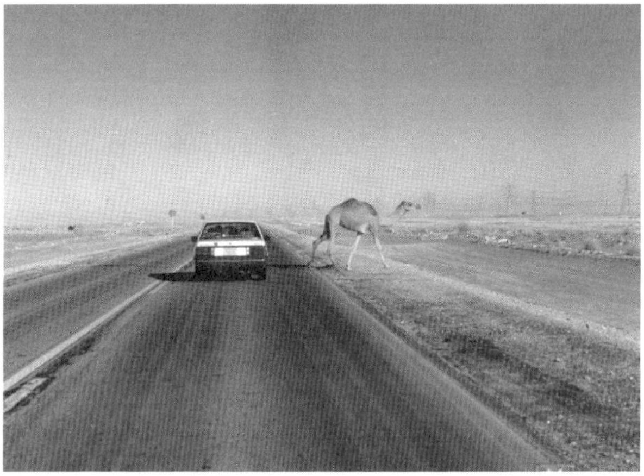

高速公路上有駱駝。

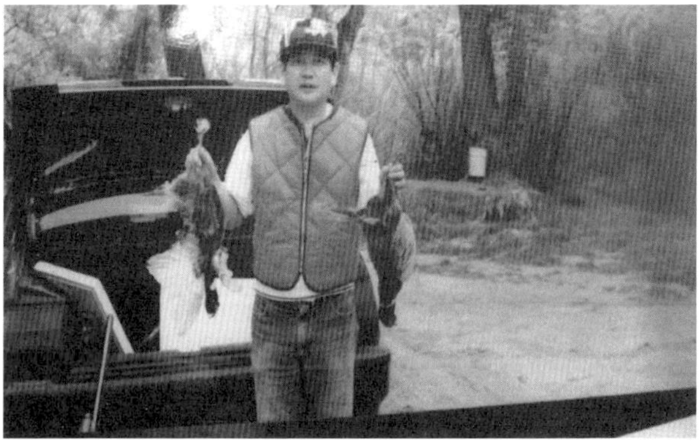

打兩隻環頸雉雞。

沙烏地阿拉伯是全球最保守的地方，在那裡住了兩年後，沒想到我會搬到最開放的賭城拉斯維加斯。賭城四面高山環繞，是一個沙漠盆地。夏天非常酷熱，和沙烏地阿拉伯一樣，最高溫可達到攝氏四十五度，但是濕度較低，不會像臺灣那麼悶熱。它是美國成長率最快的城市，一九七〇年時，拉斯維加斯的人口大約十萬，現在已經增加到兩百萬了。很多人搬去拉斯維加斯退休的主要原因，是因爲內華達不必繳納州稅。我剛搬去時，臺灣來的醫師只有我一位，現在光是國防醫學院畢業的，就有四十多位，其他學校的加起來，也有五十位以上了。

我剛去拉斯維加斯時，醫院只有五家，現在已增加到十家。在我退休前，我們的集團有十八位病理專科醫師，負責服務四家醫院的病理檢驗。現在陣容更龐大，已經增加到三十位了。

剛搬到拉斯維加斯時，我們租了一間小套房，感覺好像住在鳥籠裡。我們一有空就出去看房子，很快就買了我們喜歡的房子。它距離醫院開車十分鐘而已，中午可以回家吃飯，但這可累壞了太太，因爲她還要煮飯。房子五年舊，是一樓平房，二十四小時有警衛巡邏，這是我太太最注重的。門前有小小的草坪，由社區負責割草，屋子的圍牆裡種了花和矮樹，也不需要什麼整理。拉斯維加斯的房子，都有自動噴水設備。社區有三百住戶，有六個公共游泳池，也有六個網球場，可是每個月要付兩百五十美元的管理費。

搬進新屋後，每逢週末我都會去網球場，找和自己程度不相上下的球友打球。沒多久就認識了不少新朋友，可惜的是從來沒用過游泳池。過了兩個月，大兒子介民打電話回家，說工作壓力太大，想要辭職回家休息。小兒子逸民本來在芝加哥亞培公司當研究助理，他改變了計畫，也要回家準備申請醫學院。兩個兒子都回來拉斯維加斯，幸好房子夠大，可讓他們一人一房。

逸民很快就找到一份短期工作。介民回家後，我馬上看出他患了中度憂鬱症，立刻送他去心理治療師那邊接受治療，治療期間，他努力研究玩二十一點，他學習能力快，記憶力超強，很快就學會算牌。他幾乎是常勝軍，很快受到總監的注意。後來當他贏錢時，總監就阻止他，很客氣向他說：「年輕人休息吧！賭場餐館任你挑，想吃什麼就吃什麼，要喝什麼就喝什麼，由我們作東。」他有兩次打電話請我和太太去陪他吃飯。聽說要是不順從，就會請黑道找你算帳。後來他變成不受歡迎戶，就不玩二十一點，改玩撲克（梭哈）。撲克有好幾種，他特別喜歡德州撲克。玩撲克固定由贏家付百分之三的佣金，所以莊家不在乎你贏多少。

介民經常玩到半夜才回家，早上很晚才起床。他對於玩撲克都有詳細的紀錄，我偷看他的紀錄，每月都贏不少錢。我看他病情似乎好轉，就叫他對將來要有規劃，另找工作或申請學校，最好去念醫學院。他跟我說，撲克高手愛德生（Stephen Edelson）本是開業醫師，在撲克界中發跡之後，就放棄懸壺濟世。利斯（Chip Reese）是長春藤達特茅斯學院的畢業生，本來準備當律師，後來在拉斯維加斯脫了軌，變成撲克頂尖高手。布朗生（Brunson）擁有碩士學位，當他在牌桌上一週所贏金額，超過教書一年的薪水時，就放棄粉筆生涯。我對他很生氣，不希望看他過著那種糜爛的生活，如果要繼續玩下去，我給他十萬元當賭本，要他搬出家門。如果願意和弟弟一樣念醫，我會負責他們的學費及生活費。他媽媽也勸告他，他終於把話聽進去了。

那時離醫學院入學檢定考試只有兩星期，他一向很會應付考試，所以考試結果成績也很理想。申請學校時，我吩咐他那兩年當撲克玩家不要寫，就說跟著父親做研究好了，他說他要老實填寫，我也沒奈何他。他去面試回來，告訴我，面試官都很好奇，要知道他如何玩撲克贏錢。

被錄取後，我叫他們兄弟要選讀內華達州立大學，學費相差很大。我告訴他們，四年成績念好，申請好的醫院受訓才是重要，他們也都聽我的話，每年替我省了一大筆學費。兩兄弟同時進了內華達大學醫學院，變成了同班同學。我和太太都很高興，決定買車子當禮物送他們。

逸民喜歡車子，看好一部紅色保時捷，是兩年舊的二手車，保養得很好，看起來像全新的，價錢很便宜，因爲他喜歡就買給他。介民對車子不講究，所以買了豐田的日本車給他。開學前，逸民開著他的保時捷，要去芝加哥拜訪朋友，中途在汽車旅館過夜，隔天早上要出發前，車子的四個輪胎都被割破了。他很傷心的打電話告訴我，我安慰他，叫輪胎行來換新輪胎，當然保險公司會理賠。開學後，他每天開保時捷去學校，車子停在學生停車場，有一天發現擋風破璃被打破。以後他再也不敢開保時捷，主動要求和我對換車子，我開了那部車子將近四年。

拉斯維加斯的朋友

在拉斯維加斯住了幾年後，有位高雄醫學院畢業的骨科張作文醫師，從臺灣移民過去，有太太和兩個兒子，一家四口。張醫師沒有美國執照，不能當醫師。他喜歡釣魚，買了一艘船，有空就邀我去密湖（Lake Mead）釣魚。以前在印第安納州時，我曾擁有過類似的船，熟悉如何操作，我們就變成了釣魚的好搭檔。我們釣魚的時間不是清晨就是晚上，後來跟金屋酒店餐廳的主廚學了晚上釣魚的撇步，就一直都是晚上去釣魚了。我們在船的兩側各放一盞大燈，引誘小魚，然後我們撒網捕小魚當餌。可能我們用的是活餌，釣到的魚都比老美多。雖然密湖有鯉魚、貓魚及鱒魚，但我們的目標是條紋鱸魚。一條魚從半臺斤到五臺斤大，每人每天只許釣二十條，我們幾乎每次都是滿載而歸。張醫師的小兒子也喜歡釣魚，也常常跟我們去，他也是釣魚的高手。

後來又認識了電腦工程師冀泰興，他是臺灣去美國的留學生，拿到碩士學位後，在拉斯維加斯的一家賭館找到工作，他的太太是我們醫院資訊部的員工。冀泰興的岳父已退休，他也很喜歡釣魚，每年去拉斯維加斯探親兩、三次，每次去探親都和我們一起去釣魚。我也帶他和張醫師去阿拉斯加釣鮭魚、加拿大溫哥華釣比目魚、墨西哥釣馬林魚。

醫院有位醫檢師喜歡打獵，有時間就帶我去野外，練習打靶，我也自己買了獵槍。在美國，打獵算是運動的一種，要買執照。不是全年開放，天天都可以打，是有季節性的；鹿的季節大概在十月左右，開放一週。鳥類水鴨類季節較長，十月到十二月。他們的法規很多，不小心觸法，可能被罰款，也可能會坐牢。我們偶爾去雉雞養殖場打雉雞，全年開放，可是價錢不便宜。

同班同學楊照雄的媽媽住在加州，常常來拉斯維加斯，她喜歡玩百家樂，是好幾家賭館的VIP。賭館每逢華人過節時，都藉機會開音樂會，邀請臺灣、香港的知名歌星去演唱，如張學友、劉德華、蔡琴、崔苔青、高凌風等人。免費供應大餐外，還有讓客人抽大獎，據說每次要花上百萬美元，但當天晚上就連本帶利撈回來。

有一次，楊爸爸告訴我，他右側大腿長了硬塊，我摸一摸，的確不小，告訴他隔天去醫院讓我檢查。在我的檢查室，我用小針穿刺拿檢體做抹片，經過染色後在顯微鏡下一看，就知道事情嚴重。我打電話告訴住在華府的楊照雄，我的診斷是惡性纖維組織細胞瘤。

楊照雄馬上安排，送楊爸爸去紐約給我們的同學王啓釧看。王啓釧是有名的外科醫師，開刀技術很好。他看完楊爸爸後，做切片檢查，證實我的診斷。因爲楊爸爸已經是八十歲高齡，所以只做腫瘤切除，手術復原後，才回加州。後來又被診斷有前列腺癌，每個月都要去拉斯維加斯，要我替他打針。拖了四年，楊爸爸就與世長辭了。告別式的前一晚上，楊照雄告訴我，他父親託夢，告別式時要我上臺講話。我就照他老人家的意思，講了幾句話，送他好走。

我知道久賭必輸的道理，我不玩吃角子老虎，也不玩二十一點，但是我對賭球賽卻發生了很大的興趣。美式足球賽有職業隊、大學隊。每年從九月開始，週末都有球賽可賭。假如眞正有做功課，贏錢的機會是有的。有下賭注時，看球賽的心情就不同了。和足球賽同時進行的，有美國職業籃球賽及大專籃球賽。這些球賽結束後，接著就是職業棒球賽，幾乎每天都有球賽可以賭。因爲有在做功課，所以沒有輸錢，但是也沒贏很多錢。倒是讓我對美國各種球類，增加了很多知識。

以前和老美朋友聚會談到美國的球賽，都格格不入。以後跟老美朋友談

論足球、棒球或籃球，他們都望塵莫及了

剛搬去拉斯維加斯時，賭館的自助餐很便宜，記得 Sand 推出吃到飽的龍蝦餐，一人十七美元，去了兩次，每次光吃龍蝦，吃三隻就投降了。上次回去，介民請我們去凱撒宮吃海鮮自助餐，每個人五十五美元，沒有龍蝦，但是有北海道帝王蟹。在拉斯維加斯，華人餐廳林立，餐廳老闆大都是中國人。但現在餐廳的服務生，再也看不到臺灣去的留學生了。

林盛彥是高醫的校友，他是 Mirage 賭館的 VIP，他每兩個月就會去拉斯維加斯試手氣。有一天手氣特別好，贏了很多錢。總監眼紅了，跟他說要請他免費去 Shadow Creek 打高爾夫球。這個球場可算是全球數一數二的球場，通常大咖客人才會被邀請去打球。因林盛彥手氣好，賭館爲了要中止他的好運，破例邀請他，防止他繼續贏錢。那天，林盛彥打電話請我陪他去打球，我馬上就去賭館和他會合。我不常打球，球也打不好，但那是千載難逢的好機會。賭館用凱迪拉克的禮車，載我們到球場。下車就有兩位 kaddy 來迎接，介紹球場環境。風景太美了，吃的喝的擺在大客廳讓客人享用。打完球、洗完澡，享受三溫暖後才回家。

兒子成家立業

介民、逸民兩兄弟很快就進入四年級，要決定選科，申請住院醫師受訓的醫院了。介民選擇將來當麻醉科醫師，逸民要當放射科醫師。兄弟倆成績都很好，要申請到好醫院應該沒問題。逸民的女朋友是同班同學，要當婦產科醫師。他們已經打算在畢業之前結婚，所以要申請同一個醫院，若不同醫院至少也要在同一座城市。醫院的申請都很順利，介民申請到哈佛大學的教學醫院，逸民和他的女朋友申請到德州休斯頓的醫院；逸民的是德州大學醫學院的教學醫院，他女朋友的是同城市的教會醫院。

畢業前兩週，逸民結婚了。媳婦名叫 Susan，父親名叫許舒伯，是國防醫學院從上海遷臺的第一屆畢業生。退伍後去非洲，後來輾轉到內華達州北部的雷諾城，在榮民醫院當內科專科醫師。Susan 去美國時，只有兩歲大。他們結婚後就搬去休斯頓當住院醫師了。

介民去波士頓前，必須做一年的內科訓練，他選擇在我的醫院服務一年，和我們住在一起。聽說介民受班上一位女生青睞，卻燃不起他愛的火花。朋友有位妹妹，溫文有禮，是大家閨秀，長得很甜美，在日本留學好幾年，再去拉斯維加斯繼續念書，能講一口流利的日語，我和太太都很喜歡她。我們安排機會讓他們見面認識，但也沒來電。我問介民：「你喜歡哪一類型的女孩子？」他說，他要找一個興趣相投，不怕上山下海的女孩子，因爲他喜歡攀岩、登山及衝浪。我跟介民說，那種女孩子很難找，他說：「慢慢等吧！」終於給他等到了。

有一次中秋節，我和太太應麻醉科易大夫的邀請，去他家烤肉。到了易大夫家，看到一位年輕貌美的小姐在幫忙做一些雜事。易大夫替我們介紹，小姐姓楊，名叫 Susan，剛從耶魯大學畢業，當時是一位婦產科教授的助理，是試管嬰兒的技術員。易大夫低聲在我太太耳邊說，快打電話叫妳兒子來。我太太打電話回家，介民正在玩電腦，告訴他易大夫家有位女孩，要他過去認識一下。他推辭說沒空，不願意去。後來媽媽催他，他才無可奈何地去了。兩人見面後，互相自我介紹，好像相見恨晚似的，不久就消失於眾人視線前。大家都暗中在想，兩位一拍即合了。回家之前，他們就互相交換電話，我還聽到 Susan 對介民說：「有空打電話給我。」

過了一星期，我和太太外出回家，看到介民和 Susan 在客聽聊天。我問介民說：「你們怎麼在這裡？」介民說，他們去跳傘，剛回來。我說：

「Susan，妳怎麼敢跳？」她說，沒有什麼好怕。

有一次他們去附近的紅岩山爬山，到半夜十二點還沒回家，太太和我都很擔心，去報警求助，警察也不能做什麼。他們終於在十二點過後回來，說他們下山後，聽到山上有人求救，兩人沒手電筒，下不了山，介民和 Susan 又上去幫他們下山，眞是有驚無險。

過了一段時間後，兩人情投意合，Susan 就搬來我家和介民同居。不久，介民就要去波士頓當住院醫師了，有一天回家，他們倆宣布去開車經過的結婚禮堂結完了婚，並領有結婚證書。他們急著結婚，是因爲 Susan 的醫療保險。因爲她去波士頓後，若沒工作就沒有保險。結婚後，依親就能獲保。去波士頓不久，Susan 也找到了教職，在一所女子中學教生物，並當排球教練。

隔年暑假，他們回拉斯維加斯辦理結婚典禮，我太太要買結婚戒指送介民，但介民堅持結婚是他的事，又會賺錢了，戒指要自己買。結婚大小事，他倆自己負責，不必勞駕我們。結婚儀式沒在教堂舉行，是租了美麗的小花園。婚禮完畢後，用自助餐式宴客，一切費用也是他們倆自己負擔。隔一星期，我們在一家華人餐館——聚福軒，宴請男女雙方的親朋好友。這費用由太太和我負擔，女方家長堅持要給小費部分。一切完畢後，小倆口又回波士頓上班去了。結婚後，Susan 也決定要念醫學院，補修兩門課，參加入學檢定考試後就開始申請學校了，目標以內華達大學醫學院爲優先，因爲介民受訓完後決定要回拉斯維加斯工作。

逸民夫婦搬去休斯頓的第二年，就生了小女兒，中文名字叫心怡，讓我和太太晉級成阿公和阿嬤了，我們也飛去休斯頓迎接心怡的來臨。隔兩年又生了男孩，取名一辰。逸民夫婦受訓完畢後，在內華達州北部的雷諾城找到工作，在那裡有 Susan 的父母親幫忙照顧孩子。

介民的太太 Susan，也順利進入內華達大學的醫學院。介民受訓完後也回拉斯維加斯工作。Susan 當學生功課繁忙，沒計畫生孩子，第四年較輕鬆，就在畢業前一個月，生了女兒取名利倫。一個月大的利倫和爸爸、阿公、阿嬤一起去參加媽媽的畢業典禮。Susan 畢業後，留在拉斯維加斯的大學醫院當內科住院醫師。我們家本來只有一位醫師，後來變成四位了。

退休前的官司

但在那個時候，我病理醫師的生涯觸了暗礁。有一天星期五，應婦產科醫師之託，做卵巢腫瘤的冷凍切片檢查。我給他的報告是惡性腺癌，婦產科醫師接著替病人做兩側卵巢及子宮的切除。星期六，我沒上班，正常染色切片出來時，由值班病理醫師判讀並打報告。那天兩位值班醫師磋商後，認爲我的冷凍切片診斷錯誤，沒等星期一我回去上班再和我討論，就直接跟婦產科醫師說，我的診斷錯誤，應該是良性的腫瘤。婦產科醫師轉告病人，做了不應該做的手術，歸咎錯誤於我身。病人生氣地要向我提告求償。星期一我回去上班，得知此事，很驚訝又生氣。我看完正式染色切片後，覺得我的診斷沒有錯，告訴兩位持不同意見的病理醫師，我們應該送給專家，徵求專家的意見。我們同意送去陸軍病理研究院（Armed Forces Institute of Pathology，簡稱 AFIP），這是全國最權威的病理機構，接受全國各地免費諮商。他們的報告很快就回來，同意我的診斷。

我告訴婦產科醫師及病人，我的診斷並沒有錯，但是無法改變病人的決定。病人不久後就請了律師擬訴狀遞出去。我的保險公司接到通知後，馬上和我商討對付事宜。我告訴我的律師，把切片寄去給哈佛大學的 Dr. Scully，徵求他的意見。Dr. Scully 很快就回函，說他贊同我的診斷，並願出庭當我的證人。Dr. Scully 是全球有關卵巢病理的專家，著作等身，發表過兩百多篇有關婦產科病理的論文，寫了一本很有名的教科書，有他的支持後，我放了一百個心。

對方也請了一位證人，他是病理醫師，是一位無名小卒，我的勝訴是可期的。這個官司拖了將近一年，雖然有 Dr .Scully 的撐腰，但在等定案的日子很難過。陪審團終於認爲我沒錯，法官判我勝訴，我的心才定下來，而這一年來所受的煎熬，如臨噩夢，只有身歷其境的人才能體會。本來想告那兩位同事，但是想一想，以和爲貴，向我道歉了事。可是每天上班時看到他們，心裡就感到不舒服，因此萌生退休的念頭，終於在一九九八年的年終退休，結束了我在美國三十二年的醫師生涯。

兒子的心聲

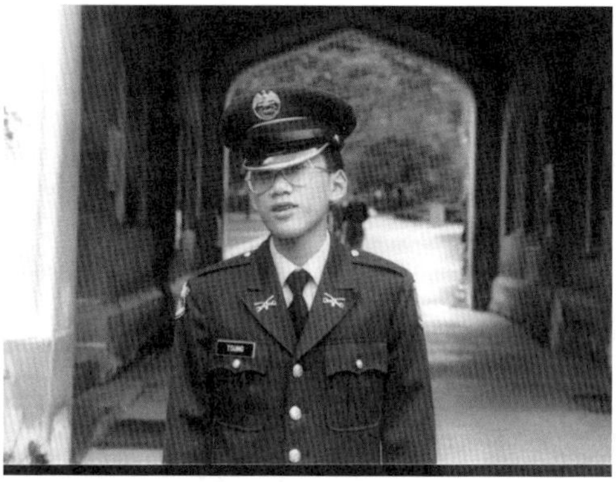

大兒子介民上軍校時。

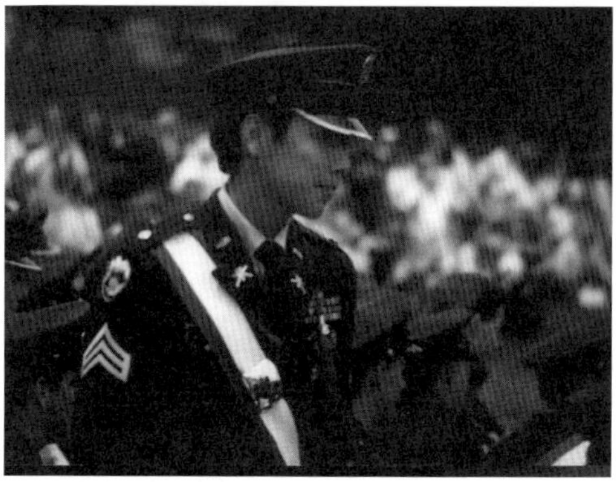

老二逸民讀軍校時。

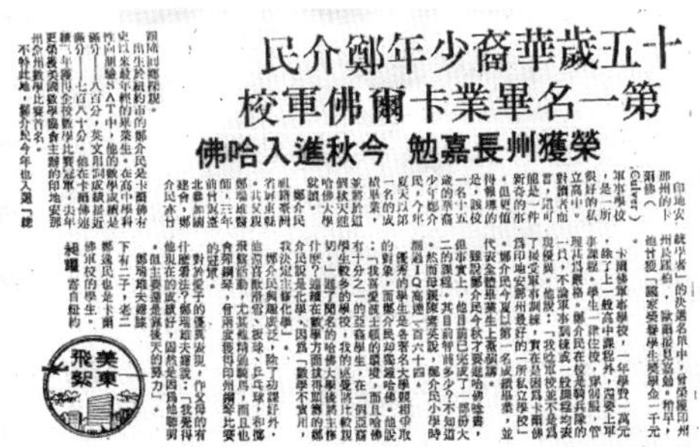

十五歲華裔少年鄭介民

第一名畢業卡爾佛軍校

榮獲州長嘉勉 今秋進入哈佛

介民上《世界日報》。

朋友們都說我的大兒子介民是天才兒童，我還記得他兩歲時，坐在車上就可以認字，如高速公路上寫的「Speed Limit」、「Hospital」等。四歲時，送他去幼兒園前班（prekindergarten），老師發現他會念報紙，雖然不懂意思。這個孩子對周圍充滿好奇，有打破砂鍋問到底的特性，經常問Why、What、How。他的看法往往會超出同年齡小孩的水平。IQ測驗不知道是用Stanford Binet或WISC，一百六十四分可以算是天才兒童了。他的功課比同儕超前很多，十五歲進入哈佛大學，十九歲畢業。畢業後事業不順，患了憂鬱症。經過治療後恢復正常。後來進入醫學院就讀，現在是三個女兒的好父親，是一名成功的麻醉醫師。三年前，他去參加天才兒童的共識營，被邀上臺演講，他演講題目是「十五歲進入哈佛大學：我太早離開家庭的故事」，我把它翻譯成中文如下：

我父母親從臺灣移民到美國，我是他們第一個孩子。對我小時候的教育，雖然已經盡了力，但是犯了一個大錯：在我還沒有成熟前，十五歲時就送我去念哈佛大學。可能有些人例外，十五歲就可以離開家裡去上大學，但我就是不行，因此發生後續許多的問題，請讓我把故事從頭開始說起吧！

自從我出生後，父母親都跟我說臺灣話。兩歲時就開始看電視，我的英語是從電視節目芝麻街學的。四歲時，我去上蒙特梭利學校（Montessori school），我學習能力好，很快老師就發現我能念報紙，雖然我不懂它的內容。五歲時，爸媽送我去上幼稚園，不到一星期，老師說我不必念幼稚園，可以直接到小學一年級去。記得下課時，沒有任何同學要跟我玩，可能是我太聰明，也有可能我們住在印第安納州的小鎮，美國人從來沒見過東方人，對我有點歧視。雖然我參加童子軍，也參加少棒，但我交不到一個朋友。

小學的生活是孤獨的過著日子，每一學年，老師都不知道如何應付我，爲了不讓我無聊，都安排我坐在教室最後面的角落，做我自己被分配的功課，有問題才去請教老師。爸媽買了一部百科全書給我，很多不知道的東西，我都從百科全書找答案。

小學六年畢業，我已經學完了初中的代數和幾何。升上七年級時（國中一年級），剛好高中部就在隔壁，老師及校長允許我去高中部修課，中午吃飯都是獨自一個人吃。七年級結束了，老師、校長和爸媽商量後，下學期把我送去一所寄宿學校，叫卡爾佛軍校（Culver Military Academy）。學校離家開車一小時，管理非常嚴，很多有錢人家送小孩去那邊受管教。它和軍隊一樣，每天聽到喇叭的號角響起時就要起床，起床後整理內務，要把棉被折成方塊，然後排隊唱軍歌進餐廳用早餐。

我去的時候是申請八年級，經過考試後，把我跳了兩級，插在十年級上課。十年級、十一年級都是全年級第一名。十二年級時，不但高中的一般科程都修完了，連大部分高深的課程也修完了，就做自主學習。畢業時我是第一名，並代表畢業生上臺祝詞。當時我只有十五歲，每一個我申請的學校都錄取我，包括哈佛大學、耶魯大學及史坦福大學。我選擇了念哈佛大學。

我本來可以成爲哈佛大學的明星學生，但是我沒有，我只是B+的學生而已，因爲我沒有發揮潛在的能力，在那裡混了四年。我的大學生活是憂鬱的，我交不到眞正的朋友，常常獨自一個人去餐廳吃飯。去參加派對時，完全不知所措，不知如何跟人家溝通。我不知道如何分配我的時間，經常睡過頭，早上第一堂課就蹺課了。在週末，同學在約會，我常常獨自一個人逛書店。

哈佛大學有很多值得參加的課外活動，暑假期間也有很多可求上進的機會，但是我都沒有積極去爭取，浪費了哈佛的資源。我大三時，父母親搬去沙烏地阿拉伯，讓我失去了安全感。我雖然從哈佛畢業，但其實我可以更充實地走出哈佛校門。

我從哈佛畢業時只有十九歲，我的畢業同時帶來了悲劇，我好像站在十字路口，不知何去何從。爸媽要我申請醫學院，我沒有完成申請的手續。我也沒想去念研究所，因爲我不知道要念什麼。我沒有好朋友可以商量，在我生命中失去了方向，父母親又在沙烏地阿拉伯，也不能幫忙我。

我想找工作，但是到處碰壁，因爲我缺乏面試的技巧。甚至有一次面試官問我一個問題後，就叫我走路，後來我才知道他們發現我不夠成熟。我只好打雜，賺的錢只夠自己生活。過了一年半，我才找到眞正的工作，在一家諮詢公司上班，薪水不錯。但是我只有二十一歲，又缺少社交能力，在商圈裡不能更上一層樓，加上工作壓力大，我就得了憂鬱症。我住在二十樓高的公寓，有時眞想跳下去，結束我的一生。我沒辦法繼續工作下去，便辭職回去和爸媽同住，幸好他們從沙烏地阿拉伯搬回拉斯維加斯。

我回家後，接受心理治療師的治療，才慢慢復原。後來進入醫學院，現在是一位麻醉醫師。我很慶幸現在有個幸福的家庭，過著正常的生活。雖然是二十二年前的事，現在回想起來，我知道錯在哪裡。每個天才兒童都有社交問題，我的父母親對我的社交問題完全置之不理。如果他們沒有把十五歲的我送去哈佛大學，而後又自己搬去沙烏地阿拉伯，我的問題是可以改善的。

現在檢討起來，我知道我做了一個錯誤的決定。在我十四歲那年，我是卡爾佛軍校十一年級生，我申請了在美國新英格蘭的一所著名的寄宿學校叫愛克斯特（Exter），他們要我從十一年級念起，我沒有接受。現在，我認爲我應該去愛克斯特，甚至在那裡做研究生，多留一年，等到十七歲再上大學才對。當時沒有父母親的指引，所以我做錯了決定。

我的結論是，你不應該把十五歲、不適應社會的小孩送去大學，然後搬去外國。那麼如果你有天才的小孩，要在十五歲或提早要上大學，你應該怎麼做呢？我有幾個建議：

1. 搬去學校附近，讓你的小孩可以天天回家。
2. 送去華盛頓大學（University of Washington）：他們對提早入大學的學生有特別的指導規劃。

最後我希望有天才兒童的父母，對他們小孩的社交技能要特別關注。

看完了兒子的心聲，顯然他把不快樂的遭遇，歸咎於父母親讓他在十五歲就上大學。而他需要我的時候，我搬去沙烏地阿拉伯。以下讓我來表達當天才兒童的父母親的困擾及苦心。希望我教導兒子的經驗，可供別人做參考。

介民沒有讀幼雅園，就去上小學一年級，每天要上學時，就坐在地上哭哭啼啼，吵著不要去學校。太太和我問他原因，他說去學校很無聊，老師教的太簡單，沒有興趣。於是我們去找校長及老師談，又找兒童心理專家來諮商，最後校長決定上課時間讓介民坐在課堂角落，自己做他被分配的功課，有問題就有指定的老師可以幫他忙。體育課、美術課、音樂課就和同學們一起上。因爲他學鋼琴，老師還請他當鋼琴伴奏。這樣，他學業上可以自由發揮，課餘有同年齡的玩伴。如此的安排，度過小學這一關直到畢業。這樣做是避免讓他跳級，同時讓他對功課有興趣。他喜歡和聰明的小孩玩，當時同事李當座醫師的兒子長寧很聰明，大介民三歲，他不在意和介民一起玩，常常玩得很開心。我們也送他去參加童子軍及打少棒，但是沒有交到談得來的朋友。

升上初一時，介民就去高中部選修高中的課程。後來，高中的校長認爲他念完初二後，幾乎高中課程都會修完了，所以才建議把介民送到寄宿學校。當時我們也考慮了美東及美西的幾個好學校，只因卡爾佛軍校同是在印第安納州，離家車程只有一小時，才會選卡爾佛軍校。他去卡爾佛軍校是申請八年級，經過考試後，學校非要他念十年級不可。念了三年都是名列前茅，又以第一名畢業。申請了五個名校包括哈佛、耶魯都被錄取。

天才兒童的學業都是先進的，爲了使他們具有挑戰性，跳級是不可避免的，否則讓他們有太多時間，可能就會爲非作歹。介民在卡爾佛軍校三年，沒有聽過他說社交有問題，主要原因是學校離家很近，每週末都會回家。有父母親的關懷及愛，全心全意用功讀書。十五歲時遠離家鄉，去舉目無親的波士頓求學，難免有失落感。父母親搬去沙烏地阿拉伯，使他失去安全感，對他是雪上加霜，這是我們的錯，是我當時沒有考慮到的地方。

我們老二逸民也很聰明，他在十二歲九年級時也是去卡爾佛軍校，但因爲適應不良，媽媽在學校旁邊租了小房子，讓他可以每天回家，九年級結束後回家上公立學校。他在公立學校念完十年級，自己要求要回去卡爾佛軍校。兩年後，以總成績零點零一分之差第二名畢業，也是十五歲進入芝加哥大學就讀。芝加哥大學離家開車九十分鐘，有空就可以回家。他第一年的成績很好，第二、第三年級成績變差，因爲我們搬去沙烏地阿拉伯，好在第四年我們搬回美國，把他從懸崖旁邊救回來。可見有父母親在身邊，對孩子求學有多重要。後來他也念醫，現在是放射科醫師，育有一男一女。

介民的女兒 Lauren 和她父親一樣，也是很有天賦的孩子。介民不要女兒重蹈覆轍，起先堅持不讓 Lauren 跳級，從幼稚園開始，父親、母親輪流教她，沒送她去學校，還請鋼琴老師來家裡教她彈琴，讓她參加踢足球、學跳芭蕾舞及空手道。最重要的是，聯絡拉斯維加斯天賦高小孩的家長，帶小朋友來跟 Lauren 玩。課業上，她已經超前很多，去年介民太太生了一對雙胞胎女兒，忙不過來，不得不送 Lauren 去學校。她只有九歲，校方要她上小學六年級，介民也不能不接受讓她跳級了，一學期過後，她社交上似乎沒有不適應的地方。

介民因爲女兒的關係，已經知道天才的小孩跳級是必然的結果，他堅持不跳級的理念破功了。既然跳級，就會提早上大學。十三歲、十四歲進大學都有所聞，十五歲進大學不足爲奇。比較不尋常的是十五歲入哈佛大學，哈佛的紀錄最年輕的學生是十三歲。

報章雜誌上，偶爾可以看到天才兒童在十四、十五歲大學畢業。這些孩子們的背後，都有家庭的支持。他們住在家裡，白天去上課，晚上回家。

我們老二第一次去卡爾佛軍校時，不能適應，要不是媽媽搬去學校旁邊，讓他晚上回家，相信他度不過那一年。他大四時，要不是我們及時搬回美國，恐怕他就會掉入深谷，永遠沒翻身的機會。

介民在十五歲時離家去哈佛求學，我們也很擔心。每次問他，他都說沒事，不知道他沒有對我們講眞心話，一直到他辭職回家，我們才知道事情的嚴重性。像他這樣有適應不良的天才兒童，最好我們搬去哈佛附近。但是，依我的立場，要換工作也是不容易。必須要考麻州的醫師執照，即使考過了，工作也是可遇不可求。像介民的例子，當時最好的辦法是就近念一所大學，等他較成熟時，再送出去深造。我們也認眞考慮過，不過他堅持要念長春藤名校。

家家有本難念的經，有人家裡有不良少年，爲非作歹，傷害別人，不知如何管教；有人有天才兒童，不知如何輔導。天才兒童不會傷害別人，但是他們智力屬於成人，心理仍是孩子。心智在兩個不同的世界棲息，十分辛苦而無法平衡；因爲年紀太輕，無法適應現實環境的壓力，常會釀成悲劇。張世明是馬來西亞家喻戶曉的華裔兒童，十三歲時進入麻省理工學院，十六歲拿到康乃爾大學的博士。博士畢業後留在美國繼續從事研究工作，後來因爲所受壓力過大，自殺身亡。但是也有成功的例子，美國華裔何仲柯、蘇誹雲夫婦有四個兒女，他們分別在九歲、十歲、十三歲、十四歲進入西雅圖的華盛頓大學，目前他們不但事業成功，家庭生活也幸福。這四位天才的媽媽在談到她育兒祕訣時表示，他們全家信仰基督教，彼此用博愛的心對待萬事萬物，心中有上帝，自然能化解很多壓力。

我兒子經歷慘痛的教訓，相信他能把女兒教導成功。希望我能壽比南山，看到孫女兒將來正常長大成人。

生死一瞬間

在我一生中，有好幾次從死亡邊緣走過，都能化險爲夷，現在回憶起來，眞是膽戰心驚。五歲時，正是二次世界大戰的高峰期，父親從日本調回臺灣，在高雄一家工廠服務，離我們住家騎腳踏車約十五分鐘。有一天，盟軍B52的轟炸機，在家裡附近丟了好幾顆炸彈，我們躲避的防空洞被震塌了，全家四個人被埋在洞裡。父親在工廠看到家的方向被炸，天空霧茫茫，他知道事情嚴重，趕緊騎車回家。回家後，設法把我們從瓦礫中救出來，大姐已不省人事，送醫急救才活過來。母親及外婆受了輕傷，我算最幸運，在外婆的保護下，絲毫無恙，只是大驚一場。

我的故鄉林邊是一個小鄉鎮，在白色恐怖時代，老百姓是不允許擁有槍枝的。那時候，林邊首富林先生透過特權，家裡擁有數枝獵槍。我的好朋友李盛昌是照相館的老闆，他和林先生很熟。老李和我經常向林先生借獵槍。記得是聯考放榜後的幾天，我們出去野外打鳥。老李手握著槍，不知怎樣獵槍走火，子彈從耳邊擦身而過，那時候把我嚇得神魂顚倒，將近一星期都不能睡好覺。

到美國的第五年，我搬到明尼蘇達州當學生，老闆給我機會去殯儀館做解剖賺外快，有時候要開一百多公里的路程。明尼蘇達州從十月中旬起就開始下雪，下雪後，因天氣冷，高速公路上有時候會結成薄冰。有一次開車碰到薄冰，沒有經驗的我，驚慌之下踩煞車，車子三百六十度轉了兩、三圈才停下來，好在後面沒有車子跟上來，否則撞上去，我的命也可能難保了。

結束了明尼蘇達的學生生涯，搬到威斯康辛州的密爾瓦基就業。當時我是醫學院病理系的助理教授，系裡有兩位研究生，楊正信及王德予。楊正信是臺大醫技系畢業，王德予是高雄醫學院藥學系畢業，兩位在我們系裡專攻臨床病理的博士學位。我們在大學時期就認識，因此有空時常一起去釣魚。有一次是威斯康辛初秋季節，楓葉漸漸變色，鮭魚也開始洄游。我們相約去密爾瓦基北方的一條小溪釣鮭魚，清晨三點鐘出發，車程大約兩小時。到達目的地時，太陽還沒出來，我們把車停好，拿著釣具往河邊走，河堤結了一層薄冰，我不小心踩到了薄冰，滑倒掉下河裡去。河水及胸，溫度冰冷，好在附近的老美釣客迅速把我拖上岸。那時候，全身濕淋淋，不停地發抖，楊正信和王德予把我扶上汽車，打開暖氣，才覺得舒服一點。不知是誰出的主意，把我帶到村裡一家自動洗衣店，他們二十四小時開著。我全身脫光光，把衣服全部丟進烘乾機，經過兩小時才把衣服烘乾。我赤裸裸地關在洗手間內，那是我生平最漫長的兩小時，這件事後來在我們朋友間傳爲笑柄。

從密爾瓦基搬到印第安納州，而後又去沙烏地阿拉伯，輾轉又搬回另一個沙漠拉斯維加斯。我太太的姊姊住在洛杉機，她癌症末期，我們開車去看她。在十五號高速公路上，依正常每小時九十公里的時速行駛，突然間，前面的車子所載的床墊沒綁緊掉下來，我沒辦法閃避。公路是四線道，我車子是在第三線道，撞到床墊後，車子向左滑，撞到了護欄，車子又向右滑，撞到慢車道旁的護欄，車子才停下來。車子停下來後，太太和我都嚇得臉色蒼白，看到車子接二連三，一部一部從我們面前開過，我倆都慶幸撞到床墊的那刹那，沒有車子跟上，否則一定會發生連環車禍，不知要有多少人受傷，甚至死亡。我們向右看，也慶幸車子沒翻過去，否則掉下至少五十公尺的深谷，後果眞的不堪設想。雖然車子前面稍微扭曲變形，引擎還可發動。到了姊姊家，她躺在床上無法起來，姊夫出來開門。姊姊癌症末期，拒絕治療，瘦得只剩皮包骨。我們去看她一個月後，就與世長辭了。

回臺灣後，我在和信醫院上班，將近十年平安無事。在羅東聖母醫院工作的第二年，有一天早上上班之前，太太發現我睡在地板上，知道情形不對，馬上打電話給蔡米山副院長。蔡副院長立刻派一一九救護車送我去急診室。第二天的報告說，我血液裡有革蘭陽性的細菌，第三天更一步查出這株菌叫單核細胞增生李斯特菌（Listeria monocytogens）。會診感染科林聖一醫師，給我正確的抗生素，治療十天。根據醫學文獻記載，這株菌的致死率相當高。謝謝蔡副院長及林醫師正確的診斷及適當的照顧，讓我又逃過一劫。

自從出生到現在，已經過了七十五年，其中有五次和死亡擦身而過，不知是命大，或許是上天神明的保祐？未來的日子還剩下多少，是個未知數。無論如何，我都應該好好珍惜它，等到最後一天的到來，我會欣然接受。

第四章

生活雜談

釣魚

（本篇曾發表於《臺灣醫界》二〇〇九年第五十二卷三期。）

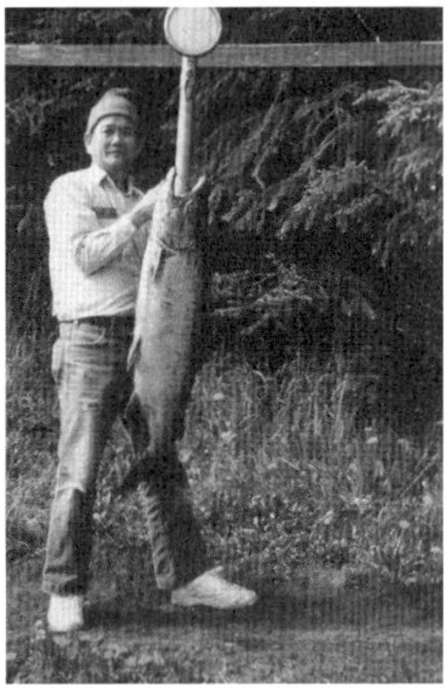
在阿拉斯加釣的鮭魚。

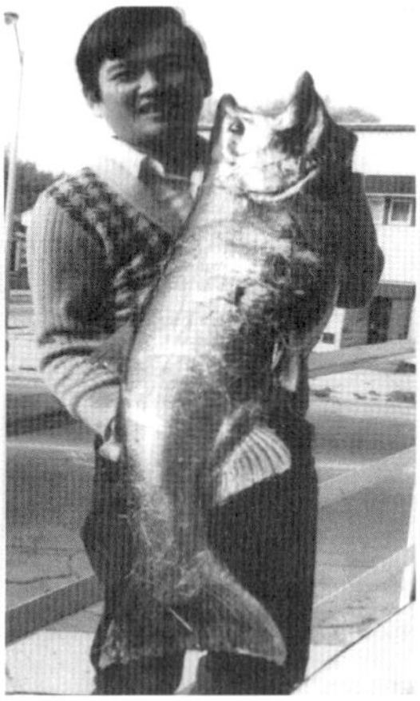
明尼蘇達州，學生時代釣到的鮭魚，四十二磅重。

家父以養魚為業，我是漁夫子弟。當年乳臭未乾就開始釣魚。那時候一切從簡，到竹林裡砍一根細長修直的竹子，再串一根通草做浮標，到香蕉園挖一些蚯蚓。如此一天下來，在父親的魚塭常常釣滿一大桶的吳郭魚。

到美國後，好像遊牧民族經常搬家。每次搬完家，安定下來後，就是去找釣魚的地方。住在明尼蘇達州的時候，是學生時代，功課壓力很重，期考完畢有時也偷閒去釣魚。明州號稱「千湖之州」，有很多可以釣魚的小湖。明州也以派魚聞名，派魚肉質鮮嫩，不管是清蒸或炸或烤都好吃。去賣餌店買一桶小魚，就可用小魚釣大魚。

冬盡春初，往北遠征美國五大湖之一，休必略湖。一年一度柳葉魚游到岸邊產卵，用網子一撈，很短時間就可以裝滿冰箱，滿載而歸。柳葉魚通常是食指的兩倍長，不必清理鰓臟，黏點麵粉漿在油鍋中炸得酥透，連肉帶骨一起吃，是喝啤酒時很好的下酒菜。

之後，我搬去威斯康辛州的密爾瓦基，在那裡的一所州立醫學院當助理教授。我們系裡有兩位臺灣去的研究生，都很喜歡釣魚。週末假日，我們常常去密西根湖邊釣鮭魚。釣鮭魚是一種運動，用的是湯匙般的假餌。把假餌抛出，收回魚線時，假餌左右擺動，在鮭魚的眼中似乎是受傷的小魚兒。只要鮭魚吃牠就上鈎了。上鈎後，鮭魚跳出水面三、四次，掙扎得緊，拉得魚線嘶嘶作響，煞是過癮。

以假餌釣魚，拋出魚線後要馬上收回來。一天下來，手酸，背也酸，所以算是一種運動。用假餌釣魚，也是一門高深的學問。假餌在水中的深度全靠你收回魚線的速度來控制。同樣設計的假餌，也有不同的顏色。早上要用銀白色的假餌，下午則用紅色的假餌爲佳。其中的道理可能要用光學來解釋。

威州有一個內湖叫 Mendota，我的朋友把它譯爲「夢到她」，可是情意綿綿。威大的校園就在湖邊。湖邊有一個水壩，每年五月份，白色小鱸魚都成群結隊來水壩產卵。在產卵的季節，公、母魚都有保護性，因此攻擊性很強。小鱸魚就這樣上鈎了。賣餌店有賣專釣鱸魚的假餌，而最簡單的方式是剪一塊紅布和鉛塊掛在魚鈎上，就可以當餌了。

曾經有一次，我把預備釣竿放在湖邊。假餌剛好在水面上，有一條鱸魚竟然跳上來攻擊假餌而被釣上。不知道當年姜太公有沒有釣到魚，但我的確離水三寸釣過一條鱸魚。

到了嚴冬，湖水結成厚冰可以行車，買個鑽冰的工具，就可以鑿洞釣魚。天氣實在太冷，漁獲量不多，試了一次就打住了，不再「獨釣寒江雪」。

離開密爾瓦基後，我們搬到印第安納州的蓋瑞城。在一個小湖邊買了一棟房子，也買了一條小船。一有時間就下湖釣大嘴鱸魚。釣這種鱸魚，要用橡皮做的假蚯蚓，效果良好。把假餌拋出，讓它沉底後，慢慢收回魚線，給假蚯蚓有點蠕動的感覺就可以了。

湖中另有一種叫 crappie 的魚。這魚不知譯名爲何，可能是「桃花流水鱖魚肥」的鱖魚吧！釣這種魚也是用小魚釣大魚的方法。

搬去沙烏地阿拉伯不久，認識了從達拉斯去的老曾，他是釣魚的行家。他帶我去波斯灣「放綑仔」，使我又學到了新的釣魚方法。有一次我們大豐收，釣到不少二到十磅重的石斑魚和黑鯛。去魚皮、剔出魚肉，切魚片做「沙西米」是我的拿手，魚友們眞正吃「沙西米」到過癮爲止。

搬到賭城不久，張醫師也全家從臺灣移民到賭城。透過朋友的介紹，我和張醫師就認識了。張醫師性格豪爽，講話幽默，稱呼我老大，讓我覺得自己是黑社會某幫派的老大。有時候他稱呼我「先輩」，因爲我早他十屆畢業於高雄醫學院。我們是同學又有釣魚的同好，彼此都相見恨晚。他的兒子受了老爸影響，也是釣魚的能手。

張醫師買了一條魚船，我就變成他們父子釣魚的好搭檔。我們經常進軍離拉斯維加斯不遠的密湖（Lake Mead）。密湖有鰍魚、鱒魚、大嘴鱸魚、有紋鱸魚和鯉魚等等。鯉魚多刺，又帶有泥土味道，如果你懂得如何處理，做紅燒鯉魚是一道名菜。鰍魚也有泥土味，但去皮後用幾片當歸煮湯，煮好後滴幾滴高粱酒，味道也不錯。

剛開始時，我們都是早晨四點鐘到達密湖，有如臺灣民謠農村曲「透早就出門，天色漸漸光……」，船下水後大概花一、兩個鐘頭，拋網捉小魚。有時捉不到小魚，就好像有槍沒子彈，那一天就不能打戰了。

後來認識了金屋賭館餐廳的大師傅，他教我們晚上釣魚的方法。買兩個大燈放在船邊吸引小魚，小魚來了，鱸魚也跟著來。用這個方法眞的不愁捉不到小魚當餌，大部分時間都是滿載而歸。張醫師父子釣那麼多魚回去，張太太就要忙上一整天。她很能幹，把魚肉做成魚鬆、魚丸及魚漿。有時候也把魚送給朋友，分享吃魚的樂趣。張太太烹調之術高人一籌，我和太太常去張家當食客，每次想到她做的「佛跳牆」那道名菜，口水就垂下來。

學了「挑燈夜戰」的釣魚祕訣之後，偶爾也空手而回。後來分析結果，發現月亮高高掛在天上，月光普照的那幾天都釣不到魚。我們知其然而不知其所以然。還好，釣不到魚，就有時間去欣賞密湖美麗的夜景，聽蟲鳴，聽聽野狗狂吠。

有一年我帶劉老先生去阿拉斯加釣鮭魚。鮭魚的壽命是四年，臨死之前鮭魚會回去出生的小河流產卵，以盡傳宗接代的任務。那些孵化後的小魚，長大一點後，就游到汪洋大海謀生，四年後又回去出生地產卵。生物學者不知花了多少錢，費了多少精力，還研究不出鮭魚如何找到牠們出生地的方法，回去那邊產卵。

每年六、七月，阿拉斯加的基奈河是鮭魚的產卵地。不知什麼原因，基奈河的鮭魚壽命比其他地方的鮭魚多活一年，因此基奈河的鮭魚也比其他地方的鮭魚大。很多釣魚人都想去基奈河大顯身手。劉老先生空手而回，我運氣比較好，釣了一條重三十六磅的魚，但是和最高記錄的九十七磅大魚相比，眞是小巫見大巫。

千里迢迢，兩個人花了美金三千多元去阿拉斯加釣魚。三千多美元不是可以買盡超級市場魚櫃內所有的魚嗎？可是釣魚是一項很好的運動，遠離都市的塵囂，忘掉了世俗的煩雜，可以讓你延年益壽，這不是可以用金錢換算的。

另有一次帶劉老先生及張醫師去溫哥華釣比目魚。比目魚生活在海底，魚餌是用沙丁魚。要使魚餌沉到五、六十公尺深的海底，必須用一公斤重的鉛球，釣到了魚，要拉上來可要花九牛二虎之力的。加拿大政府規定，每人一天最多可釣兩條，我們三人釣了六條，都在二十公斤左右，只有劉老先生釣了一條將近四十公斤，他高興得坐立不安，馬上用手機打電話回臺灣向太座報喜。

回臺灣之前，我又帶張醫師、高醫骨科的陳醫師及劉老先生，到墨西哥的聖盧卡斯岬（Cabo San Lucas）釣馬林魚。我釣到一條兩百磅（九十公斤）重的馬林魚，和牠搏鬥了將近兩小時才制服它。小時候讀過海明威的名著《老人與海》，這次的經驗才體會出當時老人的歷境及堅強的毅力。

我回臺灣和信治癌中心醫院服務，劉老先生不幸得了肺癌，到和信醫院治療。我去病房看他，知道他已是癌末病人，不知道該如何安慰他，最後我告訴他：「老劉，等你病好了，我再帶你去釣鮭魚、比目魚及馬林魚。」他點點頭，微微笑著，過幾天就走了。

臺灣也是釣魚的好地方，回臺灣八年，和大哥去宜蘭釣過一次魚，在一條小溪釣溪哥，用的是和頭髮一樣細的線及鼻屎一樣大的餌。釣溪哥要有技術，大哥釣了二十條，我才釣一條。溪哥一般只有食指長，炸酥了連肉帶骨吃，和明州的柳葉魚一樣好吃。另外一次去員林找張醫師時，他帶我去王公釣「沙腸仔」，有兩次和朋友約好要到基隆坐船出去海釣，都是天空不作美，颱風來襲，只好作罷。

釣魚時，不管迎晨曦或送夕陽，不管在江上或在湖畔，明月高掛，清風徐徐。或在小溪或在大海，你可以陶醉於大自然的懷抱裡，多麼心曠神怡。釣魚之樂樂無窮，造物主不會把你花在釣魚的時間，從你的生命中扣除，可能還會買一送一，所謂延年益壽。希望你讀完這篇文章後，能引起你釣魚的興緻，謹此祝你風調「魚」順。

老人與海

（本篇曾發表於《臺灣醫界》二〇〇八年第五十一卷一期。）

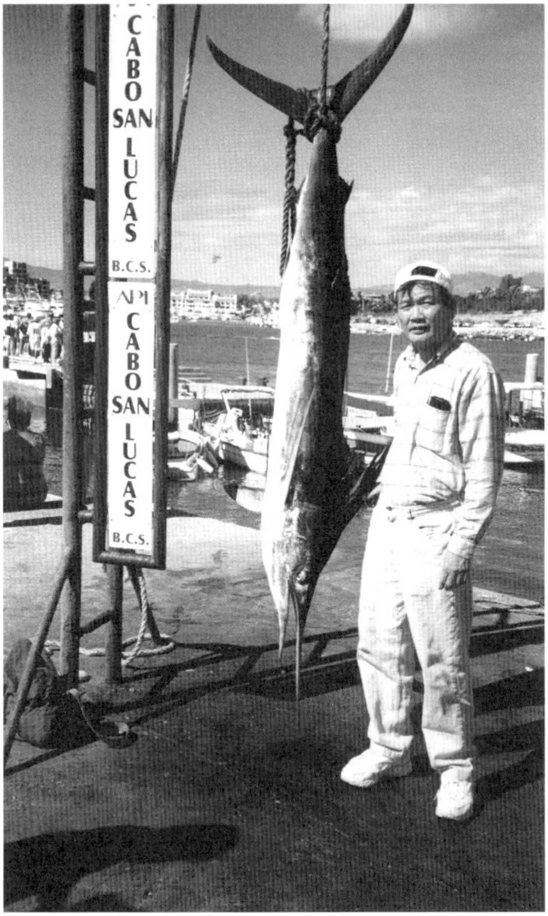

在墨西哥釣到的馬林魚，兩百磅重。

《老人與海》是海明威的文學大著，於一九五四年榮獲諾貝爾的文學獎。高中時曾經唸過《老人與海》這本小說，已經是五十年前的事了，腦海裡只記得作者描寫一位孤獨老漁夫，在茫茫大海上和大馬林魚及鯊魚群搏鬥，也要和大自然對抗三天三夜的經歷，老人家最後拖回的是一副十八英呎長，頭部和尾部尚完整的魚骨架。

這部名著後來被拍成電影，電影的情節簡單，沒有像《梁山伯與祝英台》的紅男綠女的情感糾葛，沒有《哈利波特》的華麗舞臺，也沒有《慕尼黑》那部電影拋頭顱灑熱血的悲壯情節。《老人與海》這部電影有的是遼闊的大海、堅毅的意志力。

最近我借了電影光碟片回家欣賞，片長只有九十分鐘，在一個週末裡總共看了三次。因爲老漁夫和馬林魚搏鬥鏡頭，我也身歷其境，看起來別有一番感受。

十年前我帶領高雄醫學院的學弟，張作文及陳勝凱二位骨科醫師，去墨西哥的聖盧卡斯岬釣魚。聖盧卡斯岬是全世界馬林魚之都，如果想要釣馬林魚，非去那裡不可，就像要釣大鮭魚就要去阿拉斯加一樣。聖盧卡斯岬之旅，我釣了一條兩百磅的馬林魚，和老漁夫一千五百磅的比起來，有如小巫見大巫，但是在我生命裡是一件刻骨銘心，永遠忘不了的一樁大事。

老漁夫當時用手指粗的繩子做釣線，看起來好像和馬林魚做拔河比賽，魚出線時難免手心擦傷。我用了現代化的釣具有捲線器來捲線，兩百磅的馬林魚都要花兩小時才能克服它，用最簡陋的釣具，一千五百磅的馬林魚費時三天三夜，非言過其實吧。

經過三天三夜的搏鬥，日曬雨淋，老漁夫累了，馬林魚也累了。馬林魚被老漁夫拖到離船不遠的地方，終於現身海面，多麼壯觀的鏡頭。這是釣魚人最興奮的一剎那，因爲他終於看到了和他搏鬥在魚線另一端大魚的眞面目了。可是這一刻有時候就會帶給釣魚人失望，魚跳出海面是牠做最後生命的掙扎，牠要把嘴巴內的魚勾子擺脫掉，牠要把魚線弄斷。爲了重獲自由，爲了求生存，有時候也會如願以償。

老漁夫終於戰勝了，大馬林魚翻了白肚皮，老漁夫知道此時此刻魚已經投降了。他安然地把馬林魚拖到船邊，用他備有的矛刺死牠。老漁夫把魚綁在船邊，以爲高枕無憂，可以回航了，想不到過了一個小時後，就屢次遭到鯊魚群的攻擊，直到駛回岸邊，老漁夫所擁有的，只剩下魚骨頭及光榮的戰役。

這部電影情節簡單，除了描寫老人不輕易向命運低頭外，也有一段富有人情味的小插曲。本來跟隨老漁夫釣魚的小孩，因爲老漁夫的霉運，很久沒釣到魚，父親不許小孩再跟老漁夫了。但是小孩不斷地用心去體會老人的感覺，了解老人的心境，每當老人孤寂的時候，小孩總在他身邊支持著他。老漁夫出海三天沒有回來，最擔心的是他。小孩每天都去海邊眺望漁船有沒有回來，第三天他看到漁船在很遠的地方駛回時，就蹦跑回村裡去通風報信，多麼令人感動的場面。

老人與海的男主角，安東尼昆（Anthony Quinn）是位大明星，身材魁梧，很適合扮演老人的角色，也演得恰到好處。他充分的表現出海明威書中人生毅力的價值觀，幾度在危險的狀況下，能從容地化險爲夷。安東尼昆總共演過一百五十八部電影，榮獲兩座奧斯卡金像獎。除了拍電影之外，安東尼昆也曾多次演出舞臺劇與百老匯音樂劇，獲得了很高的評價，他獨特的歌聲令人印象深刻。

《老人與海》是值得欣賞的影片，一部好電影當然也要歸功於導演及製片團隊的合作了。看完電影給我最大啓示是，人生之途崎嶇不平，遇到了困難挫折要有勇氣面對，要以老漁夫所說：「男子漢可以被毀滅，但不能被打敗。」爲座右銘。

我如何變成動物標本製作家

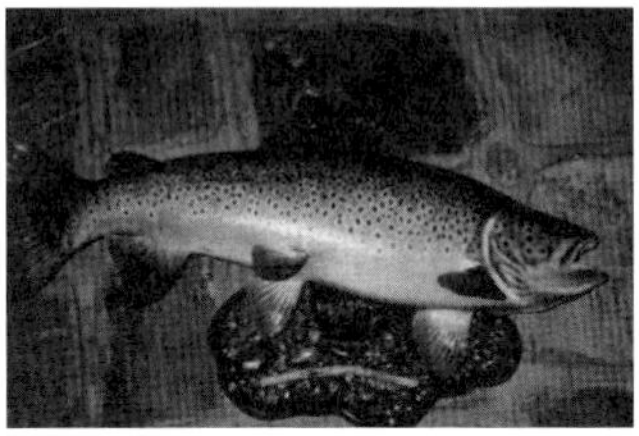

棕色鱒魚。

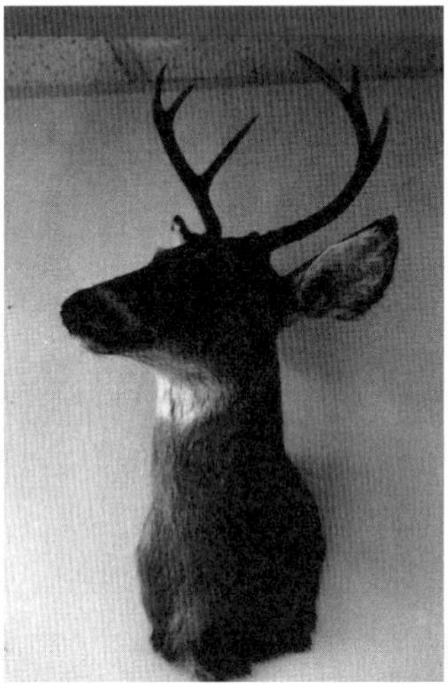

白花鹿。

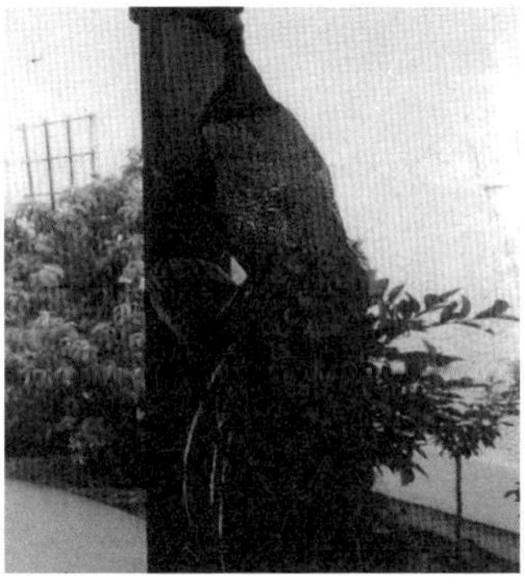

孔雀。

我們談起藝術，都指繪畫、雕刻、音樂等，沒有人會談動物標本製作，動物標本製作是鮮人所知的另類藝術。首先，我來介紹我如何變成標本製作家。

那是一九七〇時代，我在明尼蘇達大學攻讀博士學位並當病理住院醫師時，在密西根湖釣到一條重三十二磅的鮭魚。我去標本製作店，要請他們替我做成魚標本，因爲我認爲將來不可能再釣到這麼大的魚。我去美國朋友的家，常常看到在他們的客廳掛有魚類、鳥類或動物的標本，我好想把那條鮭魚做成標本。詢問的結果，那條魚做好要花四百美元，剛好我一個月的薪資，當然我捨不得花，老闆建議我去圖書館借書參考，自己去做，我眞的就這樣做。花了九牛二虎之力，我做成了魚標本。我把它掛在壁爐牆壁上面，我很得意，但是我兒子告訴我，那條魚太醜了。其實我也知道，沒有經驗的我，第一次做成的標本怎麼可能會好看呢？

病理醫師受訓完後，博士學位半途而廢，舉家搬到威斯康辛州的密爾瓦基城，一所榮民醫院當主治醫師，同時也當醫學院的助理教授。病理科有兩位臺灣去的研究生，楊正信和王德予。我們三人都喜歡釣魚，有空週末都一起去釣魚，幾乎每次都是滿載而歸。因爲那條鮭魚的標本做得不理想，我發誓一定要把魚的標本做好。每次釣魚回來，我都挑選一條最大的來練習，做不好的地方，就去圖書館借書來研究，自己摸索，兩年後我所做的魚標本，就達到了專業標本作家的標準了。我對標本的製作，也增加了信心，對標本的製作產生更加濃厚的興趣。

四年後，搬家到印第安納州，在蓋瑞城一家醫院服務。除了釣魚，我也喜歡打獵，因此和醫院喜歡打獵的同事很快就變成了好朋友。他們知道我有做動物標本的嗜好，說可以提供做標本的來源。從家裡去上班的路上，也常常看到小動物出來覓食，被車子輾死，有的體無完膚，有的是內傷或骨折，還可以撿回來做標本用。既然有做標本的來源，我也認爲標本的製作應該開始擴展到鳥類及哺乳類小動物了。首先，還是去圖書館借書來研究，然後開始製作。日積月累，雖然丟了不少不如意的標本，但很快標本多到無處可放。後來我想了一個方法，把它們捐給兒子念的小學。我跟校長談過後，校長高興的空出一間教室出來，專門擺設我的標本做教學用，甚至開了一張空頭收據，金額由我塡寫，做爲報稅用，眞是一舉二得。

搬去沙烏地阿拉伯時，也常常去釣魚，所以在沙烏地阿拉伯也做不少魚標本。把魚標本帶回美國時，機場檢查人員懷疑我在魚內可能藏有違法的東西，還剖開來檢查呢！

從沙烏地阿拉伯回美國後，是住在拉斯維加斯。那裡雖然是沙漠，但附近有不少釣魚的地方，也有打獵的朋友，所以標本的來源不缺，做越多技術越好，熟能生巧。

回臺灣後在和信醫院時，也做了一隻雉雞，牠撞到醫院七樓的玻璃窗而死亡，而後我也爲牠寫了一篇文章。在羅東聖母醫院，有不少原住民同事，他們生性愛打獵，曾經給我一隻飛鼠及一隻鼬獾，我也把它們作成標本。鼬獾放在高神父的辦公室，飛鼠掛在院長辦公室的牆壁上。

做動物標本第一步驟都要剝皮，剝皮沒有什麼技術，只要把肉及脂肪去除乾淨，做多了就會做得好。鳥類或小動物，要做得栩栩如生，把牠們生前的神韻表現出來，才是藝術。這和雕刻有點類似，我常去動物園或大自然觀賞鳥類或動物的習性，對我做標本頗有助益。魚類的標本就不同了，用紙漿填滿，固定型狀讓牠乾燥後，就失去原來的色彩，要噴油漆使牠恢復原來的顏色，這也是藝術，不能用毛筆刷，一定要用氣刷術。

標本製作在美國是三十六行之一，因美國人認爲打獵或釣魚是一種運動，很多人都想把獵物做成標本當作紀念。臺灣養寵物的人很多，也有人在寵物往生後，想把它們做成標本，但是會做標本的人不多，所以做標本可能是不錯的商機。我的標本也經常當作送禮用，特別是魚，因爲它象徵著年年有餘，很受臺灣人的喜愛。我的同學中，林媽利及劉如峰都收過我的魚標本。

常常有人問我，那些動物的皮毛要用什麼防腐劑來防腐？以前的標本製作家用有劇毒的含砷化合物來防腐，但我只用沒有毒性的硼酸粉，灑在剝好的皮上即可。重點是動物要新鮮，脂肪及肉要拿乾淨。做動物標本要花很多時間，從剝皮、做假體、塡塞、擺姿勢及魚類的油漆，都可以分段來進行，不能一氣呵成。一個標本需耗時十到二十小時，看標本的大小而定。我有好幾個冰箱，放有不同的動物或魚，把沒有做完的東西放回冰箱儲藏。當我遇到人生低潮時，就會去冰箱拿出來做。在工作臺上一做就是數小時，它能使我忘憂解愁，是我很好的精神食糧。

一隻雉雞

（本篇曾發表於《臺灣醫界》二〇〇六年第四十九卷十一期。）

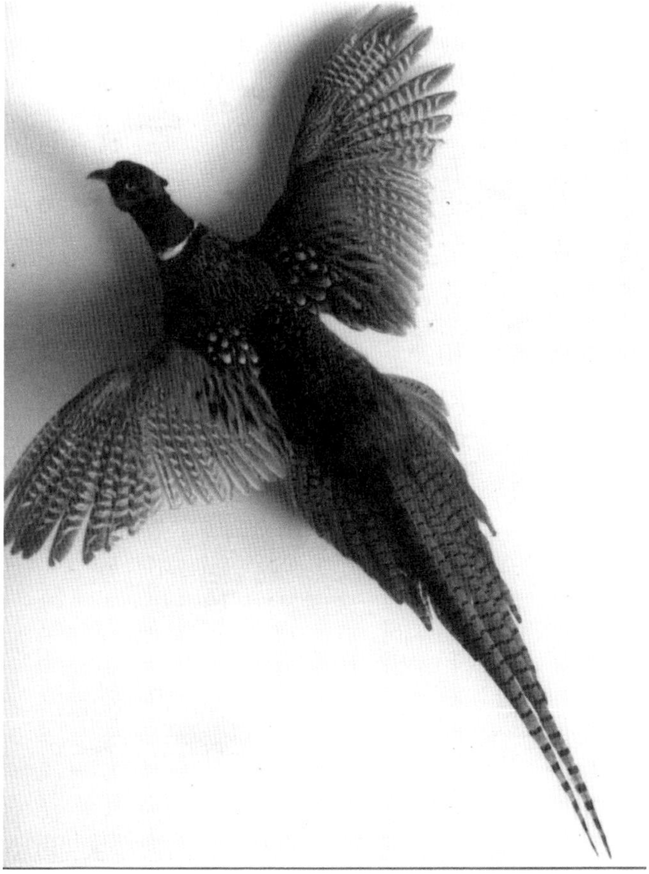

把雉雞做成標本。

雉雞是臺灣的特產，喜歡窩在平地的灌木林中。小時候也常在臺灣南部的甘蔗園看到。在美國認識一位喜好打獵的朋友，才知道美國的雉雞是從臺灣引進的，美國野生的雉雞遍及五十州。每年開放短暫的時間，讓獵人去打獵，獵取的數目也有限制；臺灣不禁獵，無論什麼季節，隨時可以打獵。獵人趕之唯恐不盡，殺之唯恐不絕。不知道一槍打死個鳥媽媽，餓死了一窩鳥娃娃。臺灣的雉雞，因此有面臨絕種的危機。有一天，可能還要從美國引回來。根據一位喜愛賞鳥的同事說，在關渡賞鳥區，偶爾也會看到雉雞。

就在一個春光明媚的早上，這位喜愛賞鳥的同事撿到一隻雉雞，拿來請我做標本。五年前，我回和信醫院後，他就聽到老蓋仙夏元瑜再世的消息了。我看過老蓋仙做的動物標本，我敢說我的作品可以和他的媲美，只可惜我的文筆還望塵莫及。

這隻雉雞，原在遼闊的天空翱翔，一時判斷錯誤撞到和信醫院潔淨的玻璃窗而死亡。接過雉雞，我就像病理醫師做解剖前一樣，詳細做體外檢查，看看它的眼睛，判斷它剛死不久，我就答應同事的要求，替他做標本。做標本時，本來剝了皮就好，但因自己是病理醫師，豈可止於剝皮，我還進一步檢查，斷定牠死亡的原因是大動脈破裂，胸腔大量出血而亡的意外事件。可惜鳥兒沒有生命保險，否則我出據死亡診斷書，它的家屬不就可以領到加倍的理賠了嗎？

在臺灣，我不知道去哪裡買材料。因此，我把剝好的皮凍在零下二十度的冰箱，事隔很久，從美國帶回一些材料，最近才把標本完成。所有的材料，只有站板是去南方澳釣魚途中，花了兩百元在路邊一家賣紀念品店買來的。現在標本做好了，就放在和信醫院事務部供人「瞻仰遺容」。

做標本是一種藝術，要有美術的觀念。工作要細心，要懂得解剖學上肌肉和骨骼構造的原則。我喜愛動物，又是學病理的，所以具備做動物標本的基本條件。好的標本，要使成品栩栩如生。剝了皮後，骨頭也沒了，要用鉛線做支架，做一個假體把皮披上。做假體好像做雕塑品一樣，可是又比雕塑困難，因爲雕塑品的大小可以隨意去做，而標本的假體必須和皮配合，大小要恰到好處。最後要注意到動物或鳥的神韻和表現。眼睛是生命之窗，裝那對玻璃的義眼，一定要使鳥類顯出和善來，在唇、耳、鼻和足趾都有許多技巧，要保持原來的形狀。做一隻雉雞前後要花十小時左右。

這隻雉雞如果在天有靈，它一定很懊惱爲什麼如此不小心，鑄成傷生大禍。雉雞啊！你不必懊惱了。有史以來，屍體被保存而讓人瞻仰的，只有國家領袖級的人物，如拿破崙、國父孫中山、毛澤東、蔣介石、蔣經國……等人。我把你做成標本，永垂不朽，你該滿足接受和領袖同格的禮遇了。

這隻雉雞如果在天有知，它一定會自責爲什麼自己那麼笨！在遼闊的天空飛翔，還會撞到潔淨的玻璃窗。雉雞啊！不要自責了，一九六七年我在紐約市皇后區找公寓時，也和你一樣，撞破了一片大玻璃，立刻被送去附近的外科診所，上額縫了六針，右膝蓋縫了八針，現在都還留有疤痕。我唯一的一套西裝也被割破了。在手術臺上，我不在意傷痛，只擔心不知道那片大玻璃要賠多少錢。一切處理完畢，公寓的經理來找我談談，安慰我說，保險公司會負責醫療費用，叫我不必擔心那面大玻璃，西裝也會替我補好。回去醫院後，老美的同事及長官慫恿我找律師告公寓的經理，我剛去美國不久，那時覺得對方不要我賠那片大玻璃，替我付醫療費用，又補好我的西裝，那裡好意思告人家。假如發生在今天，我不告他，也得要求賠我一套新西裝。

有人一定認爲我喜歡打獵或捕殺動物，其實我居心仁慈。我所做的動物標本，不是喜好打獵的朋友給我的，就是從路上撿來的。我住在印第安納州時，嚴冬季節路上常有被車子撞死的動物，只要肢體尚完整，都可以撿回家做標本。我們談到藝術，一般都是指音樂、繪畫或是雕塑等，沒有幾個人會去學做標本，眞是稀有之類。我除了把它當作藝術外，也是我舒解壓力的好方法。當醫師的壓力很大，除了本行之外，應該培養對藝術的愛好。

賭城拉斯維加斯

（本篇曾發表於《臺北市醫師公會會刊》第四十九卷三期。）

拉斯維加斯和紐約、巴黎一樣，是家喻戶曉的一個繁華城市。它是美國成長率最快的城市，一九七〇年時，拉斯維加斯的人口大約十萬，現在已經增加到一百五十萬了。不少人從美國各州去那裡退休，主要原因是內華達不必繳納州稅。內人說：「內華達不必繳納州稅，但是要繳應酬稅。」因爲經常會有外州或臺灣去的客人應接不暇，有時同一天早上送走朋友，下午又接回新的朋友。眞正感受到「有朋自遠方來，不亦樂乎」。

拉斯維加斯最誘人的地方是維加斯大道賭場地帶（strip）這一帶南北三里，大道兩旁賭館林立。各形各色的霓虹燈，極盡廣告藝術的極致，把夜景點綴得五光十色，豔麗燦爛。百樂吉賭館（Bellagio）前面的小湖，每十五分鐘就有噴水秀，變化多端的水柱高達兩百五十呎，在不同顏色的燈光下隨著音樂起舞，如一群美女跳著婀娜多姿的芭蕾舞，更爲千嬌百媚的拉城夜景增添了另一獨特景觀。每當疲乏沮喪時，開車去逛逛，會令人耳目煥發一新，彷彿打了一針興奮劑。這條街道人車擁擠，薄暮之後，不管何時上街去，都像在臺灣過年時的熱鬧氣氛。

拉斯維加斯的賭館建築都有主題。紐約紐約（New york New york）坐落哈迪遜河畔，有自由女神像，賭館內酷似百老匯。威尼斯賭館（Venetian）一帶有縱橫的水道，可以乘坐唱著情歌的搖船，類似Gondola。其他還有帶中東氣氛的阿拉丁賭館，模仿巴黎的巴黎賭館（Paris），類似埃及金字塔的樂瑟賭館（Luxor）。雲霄塔（Stratosphere Tower）是賭城的標誌，共有一千一百四十九英呎高，晚上登塔俯瞰全市風景，非常美麗。塔上設有雲霄飛車，想找驚險刺激不妨試試。

每家賭館的設備排場大同小異。進去後，首先看到的是「吃角子老虎」機器，以前用銅板丟進去，扳下拉柄，運氣好時三或四個七字同時出現在一條線上，銅板不停地掉落，像大珠小珠落玉盤般，叮叮噹噹響個不停，令人心花怒放，樂不可支。現在的機器裝設有電腦，紙鈔放進去，中了也不響，贏了錢給你一張收據去換錢，失去了銅板掉下來時響叮噹的快感。

往賭館的裡邊走，就可以看到一排一排並列的桌子，便是二十一點的賭桌（blackjack），隔離的房間裡也有不少賭桌，不是撲克牌（porker），就是東方人最愛的百家樂（bacarat）。

高明的撲克玩家是綜合運用心理戰術、邏輯推理、記憶力、智力、統計學及詭計。一年一度的世界撲克大賽，都在拉斯維加斯舉行。每年四月，大約有一百位職業選手及兩百名業餘玩家參加，有位姓張的華僑曾兩次得冠贏得一百四十萬獎金。

二十一點的賭裡乾坤比較小。最重要是要知道什麼時候該叫牌，什麼時候不該叫牌。記憶力好也可以算牌，加上或然率的運算，如果勝勢時，賭注下大；劣勢時，賭注下小，贏錢的機會就增加了。賭館爲了要難倒會算牌的玩家，通常都會用四到六副牌。賭館爲了防止欺詐，每四到八桌設有一個監視員（floor man），他西裝筆挺來往走動，觀察賭客的一舉一動，發現有可疑時，馬上報告他的上司——總監督（pit boss）。一個總監督管有四個監視員，賭館和賭客之間的糾紛由他全權處理。

另外一種叫做賭雙骰（craps）。賭桌是橢圓形而深底，桌邊常圍滿很多人。其中一人手執竹桿，指揮擲骰子，叫點數。他對面的兩個人負責換錢或收籌碼。其他，賭館尚有輪盤及廣東人最愛的牌九。

賭館除了賭之外，尚有引人注目的雞尾酒小姐（cocktail waitress），穿梭於每個角落，給人免費飲料。每家賭館小姐的制服都不同。最辣的是立歐（Rio）的小姐，袒胸露背，玉腿直陳上達股溝，性感十足楚楚動人。

好幾個賭館內都有百看不厭的舞臺秀。巴黎賭館的朱比利（Jubilee）是豪華型高水準的歌舞劇團表演，已經演了二十多年，看的人還是人山人海。以前在米樂吉賭館（Mirage）的白老虎秀，因爲老虎咬傷飼主已經被停演了。現在人氣最盛的要算百樂吉的太陽馬戲團了。

除了舞臺秀，也有不少免費的表演秀，前述的百樂吉噴水秀就是。米樂吉的火山爆發，在四面環水的大火山口噴出的火光烈焰沖天，熊熊大火有如眞正的火山爆發，令人嘆爲觀止，太陽西下後每十五分鐘表演一次。據說每次爆發要花兩萬美元的瓦斯。凱撒宮（Caesars Palace）的亞特蘭提斯秀是神話故事，內容在描述眾神爲私利而勾心鬥角且殃及無辜，最後被天神譴責，讓亞特蘭提斯城湮滅海中。雖然是電動式的表演，但眾神的表情、肢體動作皆栩栩如生，配上絢麗的景色、震撼的音樂，每次表演都吸引很多的觀光客。免費的表演秀和舞臺秀還有很多，不勝枚舉。

拉斯維加斯吃到飽爲止的自助餐廳如雨後春筍，以前價錢便宜的太離譜，現在跟臺北五星級酒店內的自助式吃到飽的餐廳價格一樣。如果你非中國菜不可，那也不愁。拉城有一百六十多家中國餐館，其中兩、三家開到凌晨三點，可以吃宵夜。日本餐館也有三十多家。本來拉斯維加斯只有一個中國城，最近又增開了一個中國城。

賭城裡有幾個有趣的特色：一是當鋪特多。有些人錢輸光了，就把東西當掉。當鋪內的當品形形色色，有小到只值數十元的電扇，有大到好幾克拉的鑽石，甚至也有人把車子當掉。另一個特色是結婚教堂特多，花五十塊錢，不到二十分鐘就完成結婚了。據說每天有三百對新人在拉斯維加斯結婚，情人節那天特別多，每年有兩千多對左右。離婚也是那麼的簡單。

酒色財氣總是相提並論，很多人都認爲賭城色情氾濫，其實不然，此地不像巴黎，有妓女公然在街道上拉客人。也沒有阿姆斯特丹窗櫃女人的風光。雖然內華達州開妓院是合法的，拉斯維加斯卻是例外。

賭城每年吸引一千五百萬旅客，可想像賭場的誘惑力有多大。進去賭場很難不賭，賭輸了，心有不甘，想撈回本錢。贏了錢，想贏更多。這種心理的作祟，如果無法自我控制，很容易搞到傾家蕩產，妻離子散。

賭城四面高山環繞，是個沙漠盆地。夏天非常酷熱，最高溫可達到攝氏四十五度，但濕度低，不會像臺灣那麼悶熱。冬天偶爾會下雪。附近沙漠長很多仙人掌，春天開花時很漂亮。去沙漠搭營過夜，看看大自然的美也有另一番情趣。沙漠的美是寧靜而孤獨的，要靜下心來才能體會得到。

住在拉斯維加斯，不是像一般人所想像的，只有去賭館消遣一途。開車四十分鐘，就可以到密湖，它是世界最大人工湖之一。湖邊的胡佛水壩發電廠發出的電，供內華達州、加州和阿利桑那州使用。密湖也是釣魚的好地方，是嗜好水上運動的好去處。離開賭城四十公里的查理斯頓山，是夏天避暑勝地，也是冬天滑雪的好地方。另外，紅岩峽谷距離賭城二十分鐘車程，懸崖絕壁風光很美。

賭城的華人總數約三萬左右，這裡有臺灣同鄉會、中華聯誼會。很多行業都有華人，華人醫師也很多，尤其是第二代華人。

拉斯維加斯給人的形象是墮落及糜爛。相信當年孟母如果搬到此城，看到賭風這麼熾盛，第二天就搬走了。住在賭城，不見得不能養育子女，我家兩個男孩子，一個是哈佛大學畢業，另一個是芝加哥大學畢業，現在都當醫師開業了，兩個兒媳婦，一個是耶魯大學畢業，另一個是內華達大學畢業，都是賭城土生土長的華人子女，現在也都是醫師。總之，住在賭城能以理性自制，也會出汙泥而不染。

給賭客些許忠告

（本篇曾發表於《臺灣醫界》二〇〇九年第五十二卷十二期。）

以前曾聽說過東方人好賭，住在賭城拉斯維加斯多年，觀察到賭館的客人，東方人滿多，印證了東方人好賭的說法。東方人好賭，尤其以華人爲最。每逢佳節年華，賭館都藉機聘請臺灣著名藝人去表演。能被邀請參加盛宴的，當然是來自全國各地的常客，其中最多的還是來自南加州的華人。盛宴席開百桌，備有魚翅鮑魚及豐富的海鮮大餐，還有名酒讓你盡情地喝，最後以優厚的獎品抽獎收場。據說每次要花費上百萬美元，但是隔天就連本利地撈回來了，眞是羊毛出在羊身上。

開賭館可以說是很好賺錢的行業，美國政府爲了拯救印地安人特居區的經濟，特許在印地安人特居區開賭館。二十年前，史第芬溫（Stephen Wynn）在拉斯維加斯蓋了最豪華的賭館叫米樂吉，耗資六億美元，館外有一座假火山，每隔十五分鐘爆發一次，每次要花兩萬美元，短短一年就把六億元賺回來了。難怪世界各地都爭相要蓋起賭館，歐洲的摩納哥、澳洲的里斯本、亞洲韓國的濟州島，比比皆是。新加坡的賭館正在興建中，聽說中國也想在海南島蓋賭館。幾年前，賭業大亨史第芬溫轉移陣地，去澳門蓋了規模大且豪華的賭館，使澳門賭館的面目煥然一新，生意欣欣向榮。

拉斯維加斯的金沙集團，二〇〇七年在澳門耗資二十四億美元，蓋了澳門威尼斯大酒店，擁有賭業面積高達五十六點五萬平方呎，是世界上賭業面積最大的賭場酒店。接著，米高梅集團也耗資十二點五億美元，蓋了米高梅廣場大酒店，現在澳門總共有二十四家賭館。據政府報告，二〇〇六年澳門共獲得了六十九點五億美元賭業收入，已超過了拉斯維加斯六十六點九億的年收入。

拉斯維加斯賭館的生意被澳門搶了很多，去拉斯維加斯賭館的東方人，顯然比以前減少。澳門距離臺灣很近，很多好賭的人也都轉跑道，跑去澳門了。相信我們醫院同仁，也有人想去澳門大顯身手，謹此提供給嗜賭者一些忠言。

1. 小心老虎

走進賭館，最引人注目的是，一排一排並列的吃角子老虎。以前是用銅板來玩，走進賭館就聽到叮叮噹噹賭響個不停。因爲贏錢時，銅板有如大珠小落玉盤，不停地落下來。現在吃角子老虎的機器也科技化了，一切用電腦控制，贏錢時再也沒有銅板落下時響個不停的那種快感了。

吃角子老虎的回吐率大概是八成，你投下一百個銅板，最後只剩八十個。把八十個再放下去，只剩下六十四個，以此類推，到最後一百個銅板全都泡湯了。有人好運，中間贏六、七把，你若不知足而繼續玩下去，最後還是會全部都還回去的。玩吃角子老虎最簡單，也不需用腦筋，完全是靠運氣。贏錢的機會和買樂透差不多。偶爾也會聽到過路財神，或一夜富豪的故事。走進賭館要當心老虎喔。

2.適可而止

賭館好像一個無底洞，多少錢都填不平它。去賭館前必先預設停損點，輸了就算了。賭客一般心理是：賭輸了，心有不甘，想撈回本錢；贏了錢，要贏更多。這種心理的作祟，很容易把錢都輸光。

賭城當鋪很多，有些人輸光了錢，就把身上的手錶或戒指當掉，越陷越深，終於不能自拔，這是千萬做不得的事。

賭博是一件很奇怪的事，當你輸的時候，越賭越輸。當你輸錢時，應該停止一、兩個鐘頭，讓腦子清醒過來，或換個桌子玩。贏的時候，要抓住機會，乘風破浪，下大賭注，贏了就離開，要記住在賭場，「好景不常在」這句話。

3.有備而去

要去賭館之前，必須評估一下，玩什麼較有贏錢的機會。如前所述，吃角子老虎的回吐率，大概是八成，有些賭館較大方，可以調到九成。總之，吃角子老虎是最玩不得的，所以也是賭館的最愛。

賭館的規則，總是對他們自己有利。如果你不懂玩二十一點的基本常識，賭館就占有百分之五的優勢。如果你懂得玩牌的基本常識，賭館還是占有百分之三的優勢。只有你學會算牌，你和賭館輸贏的機會才會均等。但是，現在在賭館幾乎找不到用一幅或兩幅牌來發牌，通常都是六幅牌，這就增加了算牌的困難度了。況且，每四至八桌就設有一位監視員，一個總監督手下管有四個監視員，他可以對會算牌的客人下逐客令。

每家賭館的禮品店，都有賣如何玩二十一點的小冊子。花了五塊錢買一本是很好的投資，從小冊子裡，你可以學會什麼時候分牌（split），什麼時候該加倍賭注（double down），什麼時候叫牌（hit），什麼時候不叫牌（stand）。學會這些基本常識，並不保證你一定會贏錢，最少也能讓你多玩幾把，不會輸得那麼快，增加你玩牌的樂趣。

4. 久賭必輸

賭博輸贏全靠或然率，以擲銅幣爲例，頭和尾的出現率是均等的，如果你擲五次，有可能五次都出現頭，但是你擲了一千次之後，頭尾的出現就會各占一半了。儘管你知道玩牌的基本常識，但莊家占百分之三的優勢，玩了一千把下來，你就會輸三十把。每把以十元計，你就輸了三百元。這是久賭必輸的道理所在。

華人最喜歡玩牌九或百家樂，玩牌九時，莊家雖然只占有一點小優勢，我們姑且當作雙方機會均等，可是當贏錢時，莊家要抽你百分之五的佣金。就以賭注十元計算，玩了一千次之後，你輸五百次，也贏了五百次，但是你卻輸了兩百五十元的佣金。玩百家樂也是一樣，不過你賭銀行家（banker）贏錢時才付佣金。玩了一千次下來，你也得輸一百二十五元。久賭必輸是很簡單的道理。

玩輪盤時，不要以爲賭紅或黑，單數或雙數，輸贏機會均等，你可要知道有些賭館的輪盤多加了綠色的零字，賭館僅占三十七分之一的優勢，長久下來，賭館就是打勝仗了，更何況有些賭館的輪盤設有綠色雙零的位置，占了三十八分之二的優勢。玩輪盤可贏錢的機會只有三十七分之一或三十八分之一，大部分玩家都是用亂槍打鳥的方法在玩，我很少看到贏錢的人。要玩輪盤的話，當然要選只有一個零的了。

開賭館是穩賺不虧的行業，只怕沒有生意，所以賭館千方百計要你去賭博，譬如用很廉價的吃到飽餐飲來誘惑你。每逢華人過節，就藉機會開派對，高薪聘請臺灣著名的藝人去表演，這都是賭館用小魚釣大魚的技倆。你可知道，在賭館內絕對看不到時鐘，它不要你有時間觀念，不要你知道「今夕是何夕」。每家賭館都有穿著別致又性感的雞尾酒小姐，穿梭於每個角落，給人免費的飲料。因爲賭館要分散賭客的注意力，要賭客有酒精在體內循環，如此就可以抑制賭客的思考能力。

住在賭城將近二十年，看過有人爲賭博而傾家蕩產，妻離子散；也有人爲了輸錢而輕生。去賭城如逢場作戲般地玩一玩，可也。想去賭城發財，萬萬不可也。

也曾幾時，聽說政府考慮在離島蓋賭館，從正面來說，只有增加業者的商機，增加國家的稅收外，沒有什麼好處。負面來說，它可以破壞很多人的經濟，破壞很多人的家庭，也會擾亂社會治安，是不可行的。

面紗內外

（本篇曾發表於《臺灣醫界》二〇〇七年第五十卷三期。）

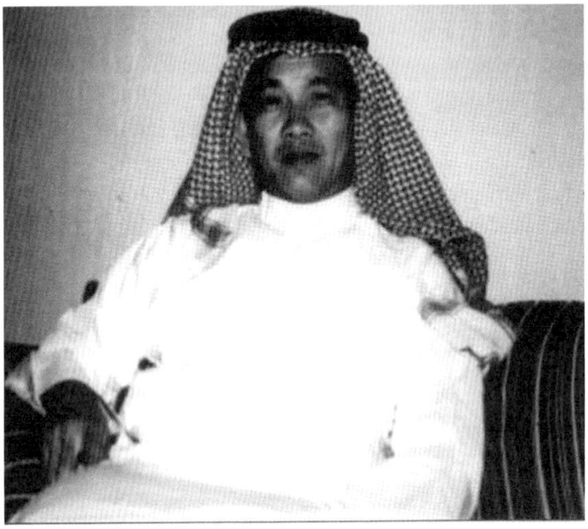

我穿沙烏地阿拉伯裝。

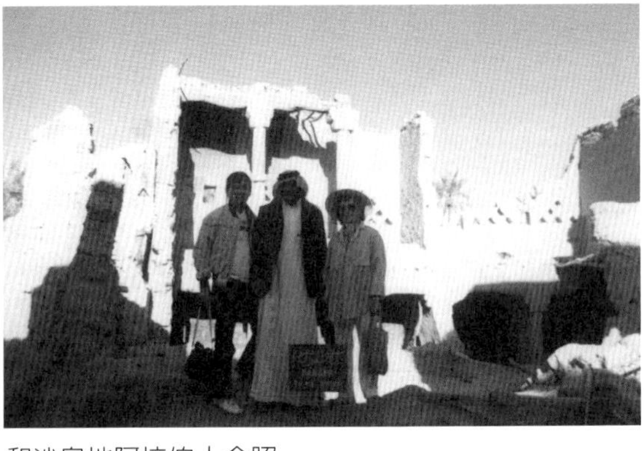

和沙烏地阿拉伯人合照。

下了班，迷人的海華很自然地蒙起面紗，披上黑袍，走出醫院，坐上等候的賓士轎車迎風而去。她對於蒙紗披袍顯得那麼自在，我卻因那一身玄黑掩去了她的絕色而萬分惋惜。

二十年前，我在沙烏地阿拉伯首都利雅德皇家醫院擔任病理醫師，同科室有五位沙烏地阿拉伯男性住院醫師，三位女性醫技實習生，海華是其中一位。我有時要爲他們上課，加上平時工作接觸，所以對這個沙漠王國獨特的風俗民情有了一些認識。

有一次我好奇的問海華：「沙烏地的女孩子什麼時候開始戴面紗？」「當她們對男孩子有吸引力時，就應戴面紗了。」「怎麼知道她已經對男孩子有吸引力呢？」「男孩子眼睛一直盯著我不放，我媽媽就該帶我去買面紗了。」海華笑著說。

熱帶地區，孩子早熟。女生十歲左右就會經驗到那種緊盯不放的眼睛，十五歲當新娘是很平常的事。

除了海華，另外兩位女生是哈娜和胡黛。在教室裡，她們和我這個男老師面對面地上課，這在沙烏地阿拉伯是很少見的事情。通常在大學裡，男女教室分開，男教授透過閉路電視給女生上課。「男女授受不親」這句中國古話，在這裡的確完全實行。

「以前沒有閉路電視，你們怎麼辦？」

「以前我們女子不能上學呀！」哈娜直接了當地回答。

從前，阿拉伯女人只要相夫育子就夠了。一九六〇年代，費瑟皇后全力爲女性爭取，才慢慢有女子學校，現在還有了女子大學。普通大學雖然男女兼收，但上課、開會時，仍經由閉路電視進行。

沙烏地阿拉伯女人外出時，都是黑袍及地，黑紗蒙面，既看不到面貌，連足踝也深藏不露。我在沙烏地阿拉伯住了兩年，從體態身段和走路的姿勢，約略可以分辨迎面走來的黑影是少女或是老嫗；至於面紗後面是美似西施或醜如無常，則只有憑想像了。

沙烏地阿拉伯女子其實是很美的。她們兼有東方女性的秀和西方女性的艷。她們天生一對大眼睛，配合長而微翹的睫毛，深凹的眼窩自然造成的雙眼皮，加上傳統的黑色眼膏，把那一對靈魂之窗勾畫得又亮又大，明艷動人。

海華正是這樣的中東佳麗，她父親是美國經濟學博士，當時任沙烏地阿拉伯經濟部高級官員。她在美國長大，能說一口流利英文。中學之後回到沙烏地阿拉伯唸大學，醫技系畢業後，被派到我們醫院實習。她那一頭烏亮的頭髮，把白皙的皮膚烘托得更加柔美；臉蛋上有高挺的鼻樑，輪廓分明的朱唇，和一口編貝的美齒。一顰一笑，都明艷迷人，散發出百般魅力。

在醫院工作的女士大都不戴面紗，只有極少數保守的婦女仍把臉蓋起來，只露出眼睛。但是，離開醫院時，她們都全身披掛起來。

我曾問過海華對面紗的看法。

「我們這些受過高等教育的女性，對於面紗實在厭惡。但是，在傳統的社會習俗和嚴厲宗教法規下，也只好如此。」不過她轉以幽默的口吻說：「面紗也給我們省掉許多無謂的騷擾和麻煩。」

在沙烏地阿拉伯由於男女隔離，禁設娛樂場所，所以生活顯得十分枯燥。有人說，在沙漠裡待半年，連母駱駝看來都是很漂亮的。聽說有些中東人頗有斷袖之癖，有些計程車司機對男乘客動手動腳，大概與生活太過壓抑有關。

有一次在醫院走廊上，和婦產科醫師貝克立並肩而行，迎面而來一位蒙面紗的女子，親切地向他打招呼，貝克立滿頭霧水地問：「妳貴姓？」她掀起面紗說：「我是你的病人娜蒂。」瞬間，她又把面紗蓋起來。等她的影子在人群中消失了，貝克立告訴我，娜蒂是一位大學教授。

有一次陪太太上街購物，在一個現代化購物中心，看到一位沙烏地阿拉伯女子面對牆壁，掀起面紗在吃冰淇淋。最新潮的建築和最保守的風俗形成了強烈對比，這也是中東國家的一大特色吧。

由於職業上的需要，我常替病人在不同的部位做檢查，例如癌細胞的檢查，要從甲狀腺或乳房硬塊上做針刺切片。一般沙烏地阿拉伯女性都很合作，除去面紗和衣物時並不忸怩作態。倒是聽沙烏地阿拉伯東部的臺灣醫師說，有些極保守的婦女，她們不在乎除去衣物，卻堅持不能除去面紗。古時中國大夫替婦女診病，要「絲線傳脈」，在沙烏地阿拉伯還沒有碰到這種情形。

在一九七〇年代，由於油價高漲，沙烏地阿拉伯進行大規模的現代化建設，也派了很多青年到歐美學習。從紐約起飛的飛機，當飛近沙烏地阿拉伯時，許多原來華服艷妝的女子，忽然間從洗手間出來都變成黑影；而飛往美國的飛機則相反。

在中國，小足和辮子經過時間的沖洗早已不存在了，沙烏地阿拉伯的面紗黑袍是否也將有消失的一天呢？

「焉夏拉。」海華最常用這句阿拉伯語來回答。但是我聽得出她語氣中，除了「看眞主旨意」的意思外，也有幾分無奈。

面紗下當年那位絕頂聰明美麗的海華，如今還那麼風采依舊嗎？

我已經離開沙烏地二十年了。每年和海華互寄賀年卡道平安，她說，二十年來，沙烏地男女授受不親，還是沒有改變，女子還是依舊蒙紗披袍。或許一襲黑袍下的海華，正邁著蹣跚的腳步，領著她的女兒去選購面紗和黑袍呢！

沙烏地阿拉伯的婚姻

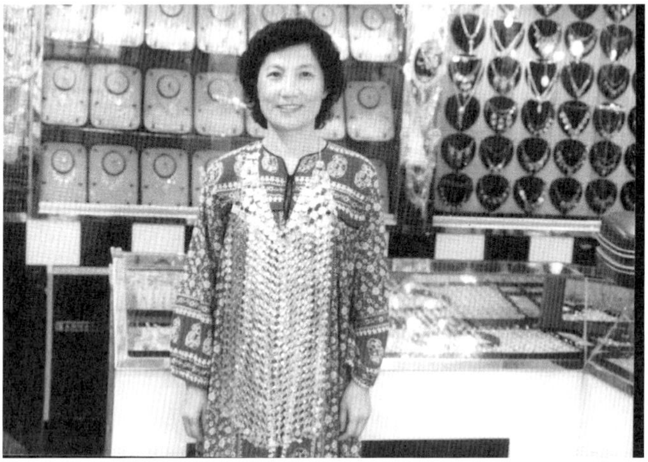

太太在金樓試穿純金外套，她說好重喔。

二十年前，我在沙烏地阿拉伯首都利雅德皇家醫院，擔任病理醫師。在科內有位年輕的住院醫師，名叫阿里。他和我私交甚篤，有一天下午，下班之前，他遞給我結婚喜帖。「我在九月二十日要結婚，希望你和太太能參加我的婚禮。」阿里很誠懇地邀請我。去沙烏地阿拉伯不久，聽說沙烏地阿拉伯婚禮別具風味。既然有了這個機會，豈可錯過。不經過考慮，一下子就答應下來。

在沙烏地阿拉伯，男女授受不親。在他們的社會裡，根本沒有「約會」這件事。

我很好奇，想知道阿里如何找到他的對象，於是打破砂鍋問到底。阿里說：「沙烏地阿拉伯男女到了適婚年齡，自有三姑六婆或是親戚五十、朋友六十來串門子，牽紅線。如果拉攏得有點眉目，男方就訂個日子，到女方拜訪相親。到了女方家，還是男人和女人各處一室。相親的過程中，女孩子始終沒出面。她也許會躲在什麼地方，偷看可能的未來郎君一眼。如果雙方都滿意了，就經媒人安排，舉行回教訂婚儀式。」

在嚴格的家庭裡，訂了婚的男女還不能自由交往，頂多是在有人陪伴的場合見面。開放社會的那種親密舉動都在嚴禁之列。

「那麼你未曾見過未婚妻一面，是嗎？」我再問阿里。

「目前我只見過她的照片。」阿里繼續說下去。

「有一天，我媽拿給我一張近三十個同族女子的名單，上面列著她們的學歷、身高、體重、嗜好和家庭背景等等。她叫我把不喜歡的女孩子剔除。我奉命照辦，結果剩下六位小姐榜上有名。」

聽來像在亂點鴛鴦譜，光憑這些數字資料，就把二十多位佳麗剔除。

「然後我媽親自去和這六位小姐面談。回來後媽媽推薦了三位。我去相了三次親，最後選上了現在的未婚妻。」

想起當年姊夫到家裡相親，姊姊端茶出來敬客，彼此乘機互相看一番，想不到阿里的相親，只是被相，我眞替他叫不平。

結婚當天，「男人」的婚宴場所在阿里家舉行，而「女人」的婚宴場所則設在希爾敦大酒店。聽內人說，那天新娘子漂亮極了。天生一對大眼睛，配著長而翹的睫毛，深凹的眼窩，自然造成的雙眼皮，加上油黑的眼膏，把靈魂之窗勾畫得又亮又大。她穿著一件白色鑲珠的禮服，戴著白面紗，坐在高臺上等新郎來迎娶，阿里由父親陪著來到希爾敦大酒店，慢慢地、很有禮貌地走近高臺，然後踏上高臺，站在新娘面前，很文雅地伸手緩緩揭開新娘的面紗。這時候，阿里應該充滿了高度的愉快感，因爲這是他第一次看到新娘的眞面目。

這個鏡頭和我們古代結婚不同。古時候，新郎新娘拜完天地，拜完高堂後，被送入洞房才揭開頭蓋，帶有羅曼蒂克的節目是在洞房裡進行。

新郎和新娘離開酒店後，女士們就開始享用豐盛的大餐。接著便是跳舞。有單獨來的，也有兩個女人一起跳的。數以百計的沙烏地阿拉伯女士大部分穿紗緞服飾，彩色鮮明，在燈光照耀下格外豔麗。因爲在場沒有男人，那些婦女們都沒有戴面紗，她們的美頭和細腕上，閃爍著價值連城的珠寶，許許多多的翡翠、紅寶石、鑽石，在大舞廳裡明亮水晶吊燈下，放出奪目的光芒。

男人這邊的婚宴場地鋪了地毯。進餐時，有的在地毯上蹲著，有的盤腿坐下來。那天吃的是羊肉大餐（卡布撒）。沙烏地男人用右手撕下羊肉吃，有時候用手心捏成小飯糰，然後扔進嘴裡。我也依樣畫葫蘆，首先吃起來有點不習慣，幾分鐘後也就很熟練，吃起來也津津有味。

吃完大餐，接著也是跳舞，人人隨心所欲，即興亂跳，不受任何拘束。婚宴沒有人喝酒，因爲喝酒是違背回教教規的。一直到婚宴完畢，沒有一個男性有機會見到新娘子。

婚假完畢，阿里回醫院上班。我感謝他這次的邀請，使我有機會一飽口福和眼福。我開玩笑的向阿里說：「回教教規允許男人同時擁有四個太太。你什麼時候娶第二個太太？」

阿里說：「這次結婚，除了婚宴的開銷，也付了等於一萬六千美元的嫁妝費。除了家財萬貫，現在已經很少人能享受這種齊人之福了。不只是房間、家具、裝飾和費用要相等，甚至魚水之歡也要公平分配，不可冷落了某房。」

阿里又說：「沙烏地阿拉伯男子要離婚，只要跟太太說三次『我休你』，女人就得收拾細軟回娘家了。有孩子的話，歸於男方。」

沙烏地阿拉伯女人的地位很低，做爲公民也僅有一半的權利，如遺產的繼承只有男人的一半；到法院出庭，兩個女人作證的效力才與一個男人相等。

離婚雖然這麼簡易，沙烏地阿拉伯的離婚率卻很低。在他們的保守社會裡，儘管婚前「不了解而結合」，婚後卻很少「因了解而分開」。也許是宗教的信仰，使他們認爲一切都是眞主的安排，只有順從。「十年修得同船渡，百年修得共枕眠」，他們也很珍惜這份緣。

「父母之命，媒妁之言」的婚姻，在臺灣已經很少見了，但是在沙烏地阿拉伯還大行其道。有人說，「先婚後友」也沒什麼不好，至少當夫婦吵得天翻地覆，水火不容時，還可以罵「媒人嘴，糊累累」，或是埋怨父母嫌貧愛富。

斷頭廣場看斬刑

（本篇曾發表於《臺灣醫界》二〇〇七年第五十卷六期。）

一個春光明媚的早上，我走進了檢驗室，工作人員兩、三成群，竊竊私語，好像發生了什麼大事似的。打聽結果，的確不出乎我意料，前天晚上醫院發生了一樁命案。來自加拿大的整形外科醫師被病人用剪刀刺死。

在沙烏地阿拉伯，男女分際很嚴，結果造成同性戀的氾濫。王子的兒子也不例外。當王子發現兒子犯同性戀時，派人把對方捉來，割斷他的「小雞雞」，然後把他送去斐瑟國王醫院醫治。泌尿科醫師和整形外科醫師，花了九牛二虎之力，雖然把「小雞雞」接合起來，但是不知功能是否會完全恢復。手術完畢後，病人被送到加護病房。

病人雖然從麻醉裡醒來，神智還迷糊不清。滿懷怒氣，想要報復「小雞雞」被割斷之怒，不分青紅皂白，用一把剪刀刺進正在查房的整形外科醫師的胸部，剪刀刺傷了心臟，因出血過多而斃命。

在沙烏地阿拉伯，殺人會被判斬刑。他們的審判很快，不像美國拖拖拉拉，可以拖上一、二十年。我知道病人出院了，審判大約費時一星期，斬刑會在病人出院後兩、三星期內執行。由於好奇心作祟，我想去目睹一場斬刑的儀式。

沙烏地阿拉伯的休假日是週五。斬刑都在週五午禱之後舉行。我連去斷頭廣場等了兩次，第一次撲空而回，第二次終於等到了。午禱過後，斷頭廣場的人群越來越多，氣氛也越來越緊張。士兵在廣場上出現，指揮交通，我知道斬刑一定將要開始了。身爲病理醫師的我，雖然做過上千的屍體解剖，想到等一會兒將見證斬刑，心理也有點緊張，甚至起了一股寒意。

不久，一輛警車出現了，警車穿越人群，開到廣場中央停下來，劊子手從車子走出來。身體魁梧，打開車子後門，把死囚帶到廣場中央。

死囚穿著潔淨白長袍，眼睛帶著黑眼罩，雙手捆在背後，被劊子手帶到一張光硬的紙板上，被推了一把便跪下來。

這時候，刑場鴉雀無聲，不久，廣播機傳出禱告聲：「萬物非主，唯有眞主，穆罕默德是主欽差……」接著就敘說死囚所患的謀殺罪行。

廣播完畢，那劊子手把長袍的袖子捲起，露出碩大肌肉發達的右臂，很快地從鞘子裡拔出一把長刀。刀子出鞘，鏗鏘一聲。死囚很可能被打了鎮定劑或麻醉藥物，一點也不掙扎。或者他知道掙扎也無補於事。

劊子手走近死囚旁邊，對著站在一邊的助手做了動刑的手勢。那助手用一枝尖棒，用力刺進死囚的腰部，死囚的頸部立刻因痛引起反射作用而發硬起來。劊子手此時高舉刑刀，使用全力，揮刀急如疾風，一聲呼嘯，刀落頭也斷，無頭的身體向後倒在地上，不久地上鮮血淋漓。

我盡量控制我的情緒，並且好奇地看四周人群的表情。有些人臉色變得很蒼白，有些人帶著憐憫的眼光，卻沒有一個人昏倒。大概膽子小的人不會去看這種嚇人的場面吧！

我永遠不會忘記那頭顱飛離人身的情景。我爲死囚難過，但是我也爲冤枉而死的同事難過。在沙烏地阿拉伯，凡是患強暴或謀殺罪行的均被處死刑。偷竊罪的刑罰是砍手。沙烏地阿拉伯的嚴刑確實有效的制止了罪行。

南非旅遊記

（本篇曾發表於《臺灣醫界》二〇一二年第五十五卷七期。）

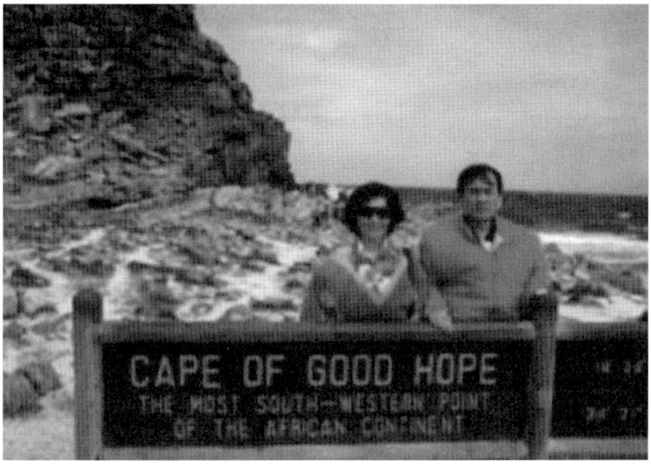
CAPE OF GOOD HOPE
THE MOST SOUTH-WESTERN POINT
OF THE AFRICAN CONTINENT

和太太在南非好望角留影。

我生性喜愛旅遊，這把年紀下來，該去的地方，大部分都去過了。全球也差不多走透透了，但是南非卻還沒有去過。過年前回美國度假，含飴弄孫，內人在報紙上，看到南非之旅的廣告，兩人可以成團，剛好適合我們。她的動作很快，從打電話給旅行社，到定案去南非，時間不到一週。

出發前，旅行社寄來機票、行程及旅遊須知。其中提到去南非不必打疫苗，但是內人不放心，打電話去拉斯維加斯的衛生局詢問，他們建議打A型肝炎、傷寒及破傷風的預防針，我們就自費花了三百美元，打了三種預防針。

再詳細看一下旅遊須知，字裡行間可以看得出，南非的最大都市約翰尼斯堡（Johannesburg，以下簡稱約堡）的治安很差，再三叮嚀旅客不要夜間出去逛街，甚至白天不要顯露小包包、照相機或護照，盡量不要被看出你是旅客的身分。讓我回憶起大哥的朋友，在約堡經商，賺了很多錢，後來被綁票，差點把老命送掉，還好能幸運逃出南非，安然無恙回到臺灣。我們猶豫了一會兒，後來還是毅然決然踏上往南非的旅途。

我們從拉斯維加斯出發，搭國內班機，經五小時飛行到華府後，再轉南非航空，飛抵約堡，總共飛了二十小時（從臺灣去南非，經香港或曼谷只要十五小時），眞是疲憊不堪。領到行李，走出關門，我們的導遊拿著一幅小旗，寫著我和內人的名字，在門口等我們，那時我和內人才放了心，我們還擔憂被放鴿子呢！

抵達約堡時已是傍晚時分，導遊帶我們去一家華人餐廳用餐。在途中，導遊自我介紹說，他姓孫，是黑龍江人，年紀只有三十三歲。隨父親去南非經商，後來生意失敗，就改行當導遊。他說，南非面積比臺灣大三倍，人口比臺灣多兩倍。黑人占百分之九十，白人占百分之六，其他種族占有百分之四。一九九四年曼德拉當選總統後，才結束少數民族統治多數民族的白人極權政府。

他告訴我們，約堡的失業率很高，治安很差。自己被搶過兩次，一部昂貴的轎車被偷，更有一次，黑人小偷把三隻狗毒死，進去屋裡，翻箱倒櫃，偷走了不少東西。本來約堡有不少臺商，現在都已搬離了。再過幾年多賺點錢，他也要搬離那魔鬼城市。途中，他指指點點給我們看，那些豪宅不僅圍有高牆，牆上還搭有電網鐵絲。導遊看得出我們的心境，就安慰我們，事事小心就沒事了。到了餐館，大門前站有四名身體魁梧的保全，備有眞槍實彈。導遊說，在約堡開餐館，沒有這樣戒備是開不成的。

用完了晚餐，導遊帶我們住進一個五星級大飯店，洗完了澡，經過二十多小時的飛行，真的太累了，一點兒也沒時差，不久就呼呼大睡了。

隔天，導遊帶我們去金礦城，參觀南非開採金礦及煉金的過程。礦業是南非最大資源，金礦之外，還有很著名的鑽石礦、銅礦和鐵礦。參觀完了金礦，我們就去參觀南非最著名的鑽石工廠。工廠戒備森嚴，門口站著帶有真槍實彈的保全人員，還要經過兩道安全門。那天的接待員是臺灣去的鐘先生。異地遇鄉親，真是有溫馨之感。首先，鐘先生讓我們看簡短的電影紀錄片，了解採礦的過程，然後帶我們參觀實際的切割及鑲嵌，教我們如何判斷鑽石的價值。鑽石的好壞由三個因素來決定；天生本質的色彩（color）、透明度（clarity）及後天的切割（cut），所謂3C就是了。如何切割是很重要的步驟，切得好，才能使鑽石顯出燦亮的光澤。一位師傅最少要學五年，才能參加考切割的執照。

鐘先生說，全球最大的鑽石有三千一百克拉，於一九〇五年發現於南非，其後經打磨切割成幾顆不同類型的鑽石，最大的一顆重達五百三十克拉的非洲之星，現在鑲在英國女皇所用的權杖上。

參觀完鑽石工廠，導遊帶我們去太陽城（Sun City）度假村，太陽城位於約堡西北邊一百八十公里的地方。度假村的面積很大，設施應有盡有。裡面有五個五、六星級的大飯店、兩個達國際水準的高爾夫球場、游泳池、露天人工浪沙灘、鱷魚養殖場、蝴蝶博物館及賭館。那裡的賭館和拉斯維加斯的比起來，眞是小巫見大巫。度假村裡山明水秀，一萬多株的大樹都是由其他地方移植過去的。

我們抵達度假村已經是黃昏，用完晚餐，必須早點休息，因爲隔天早上要去附近的比林斯堡國家動物園。隔天早上六點鐘，我們乘大型吉普車出發，去看野生動物的生態。這個動物園占地六萬公頃，當天我們看到了成群結隊的大象、斑馬、長頸鹿、犀牛及羚羊。

大清早在深山曠野裡去尋找野獸的心情，和去木柵動物園觀賞動物不一樣，更富有刺激性。在國家動物園之後，我們去附近的獅子林參觀。林內獅子群隨處可見，我們可以近距離觀賞獅子的風姿，並且有機會抱抱兩個月大的幼獅。孫女兒都長大，沒得抱了，抱抱幼獅，另有一番滋味。回飯店也是累了，休息到下午，養精蓄銳後，才去參觀鱷魚養殖場。

內人的娘家麻豆，也有鱷魚養殖場，但是和這一個相比，眞有天壤之別。養殖場裡鱷魚大小，總共有一萬隻左右。養殖鱷魚可供肉食，鱷魚肉嫩如雞肉，吃香烤鱷魚排，有如吃雞排。鱷魚皮可以做皮鞋、皮箱及皮帶等等。參觀鱷魚養殖場後，才知道鱷魚壽命可達一百二十歲，體重可達六、七百公斤。最讓我感覺新奇的是，牠的性別取決於孵卵時的溫度。攝氏三十二度以上孵出的是雄性，攝氏三十二度以下孵出的是雌性。要深知其道理，可要討教於生物學家了。我們如果能應用其原理於人類，那麼人類不是要生男就生男，要育女就育女了嗎？這當然是我天真的想法，可行的話，生物學家或婦產科醫師早就開始去做了。

我們在度假村的時間，只安排兩天，參觀完鱷魚養殖場，去人工浪沙灘逛逛，去看看穿比基尼泳裝的小姐，塡滿肚子後，看一場秀，就回房間睡覺去了。我們兩人團的好處是，每天都睡到自然醒。

隔天早上九點，導遊準時來接我們。我們回去約堡，住進機場附近的六星級大飯店（Emperors Palace），這個飯店裡外氣派十足，裝潢和拉斯維加斯的凱撒宮很相似，外面也有一個噴水池，很可能是凱撒宮財團法人投資興蓋的，裡面的賭館可以和凱撒宮的媲美。那個賭館和拉斯維加斯不同的是，賭館裡頭沒有穿著漂亮性感的雞尾酒小姐穿梭其間，免費供應飲料。吃角子老虎還是老式的，贏錢時銅板像大珠小珠落玉盤掉下來，還可以享受叮噹響個不停的快感。

翌日早晨，我們搭乘國內航機去南非最古老的城市開普敦（Cape Town）。這個城市是南非立法首府，它混合著西方和非洲文化。抵達後，另一位導遊夏先生在機場迎接我們。夏先生是江蘇徐州人，在大陸是高薪的電子工程師，十年前，爲了女兒的教育，移民去南非，現在女兒已經是美國一所大學的三年級生了，但願女兒不負老爸的苦心。

我們在開普敦的第一個景點是鴕鳥園，我們去了解鴕鳥的生態及其飼養過程。鴕鳥的頭部小小，頸部長長的，身體龐大，視力很好。鴕鳥不會飛，但是可以跑得很快，時速快達每小時三十公里。牠是四肢發達，頭腦簡單的動物。遇到敵人時，挖一個小洞，把頭部鑽進去，以爲牠看不到敵人，敵人也就看不到牠了，所謂「鴕鳥心態」就是這樣。鴕鳥的皮可做皮革使用，肉吃起來的口感類似小羊肉，羽毛可做裝飾品。鴕鳥蛋和新生兒的頭一樣大，蛋殼很厚，可以撐上我六十五公斤的體重也破不了。鴕鳥蛋殼加上繪畫，也是很好的擺飾品。離開之前，我們也騎上鴕鳥，照個相留念。

下午，我們沿海濱大道向好望角（Cape of Good Hope）前進，中途我們停在一個碼頭，乘客輪前往海豹島，島上有數不盡的海豹在曬太陽，蔚爲奇景。看完了海豹，就繼續前進，直趨世界著名的好望角。在那裡，我們走上角點的燈塔，欣賞大西洋及印度洋之交匯處。該處冷暖流聚合，波濤洶湧，海天一色，令人心曠神怡。之後，我們前往企鵝灘，觀賞在灘上難以計數的企鵝。這些企鵝比木柵動物園的國王企鵝體態較小，牠們是一夫一妻制，在沙灘上都是一雙雙、一對對地站著。繼而前往雀鳥世界，欣賞珍貴雀鳥及稀有品種的鳥類。那天的最後行程，就是參觀南非最著名的葡萄園及釀酒廠。在那裡，看到很多一串串成熟的葡萄，頓時想起〈葡萄成熟時〉那首老歌，就情不自禁地邊走邊唱，走進招待所品嚐酒去了。我對酒本是門外漢，試喝了六種名酒，很難分出上下。

回飯店途中，導遊指著山頂平如桌面的桌山。他說因爲風大，桌山連續關了三天，明天如果風停，我們就去桌山。

隔天早上是我們南非之旅的最後一天，還好天公作美，風停下來了，讓我們有機會乘吊纜車上桌山。吊纜車可容納二十幾位乘客，可做三百六十度的旋轉。一年四季很少故障，和臺北的貓纜不可相比。在桌山山頂，我們可以俯瞰開普敦全市及好望角，也可以看到南非民主英雄孟德爾被關十八年的魯賓島（相當於綠島）。下了山，我們就前往機場，南非之旅就此畫下句點。

二月是南非的夏天，雖然太陽溫煦，我和內人都曬得有點黝黑。來回一趟四十多小時，非常疲憊，也花了不少錢，但是一切的一切都是值得的。此行讓我們增廣不少見聞。初中上地理課時，念到非洲的好望角，是多麼地嚮往，想不到有朝一日，雙腳能踏在好望角的土地上，多麼地興奮！

有緣千里來相逢

（本篇曾發表於《臺北市醫師公會會刊》第四十九卷二期。）

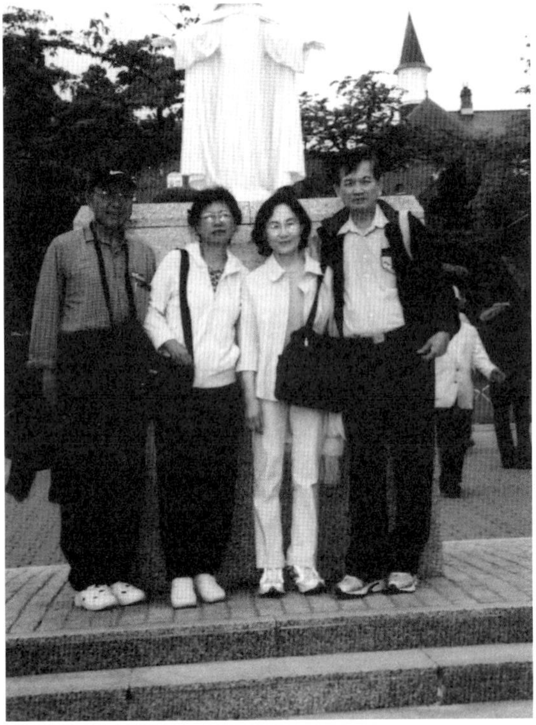

和大哥大嫂同遊北海道。

回來臺灣後，每年都要回去美國兩次，看看兒子，含飴弄孫。有一次從洛杉磯回臺北時，因爲是淡季，經濟艙的後面都沒有人坐，上了飛機將手提行李放在座位前面，就去後面占了一排，準備躺下來，可以舒服的睡一覺。這樣的機會，和頭等艙比起來，除了空姐服務外，還算不錯呢！那天晚上，睡得很甜，醒過來不久，空姐就端來早餐，用完後，只剩一個小時就到臺北了，想一想，最好把手提行李拿過來。

走到原本的座位時，發現坐在旁邊的是一位比我年長，風度翩翩、文質彬彬的男士，前面放著釣竿，我心裡想著，他一定和我有同樣的嗜好，喜歡釣魚。我和他寒暄後，便開始搭訕起來。果然不錯，他和我一樣熱愛釣魚。我告訴他，我在美國釣魚的經驗。釣過魚的地方有東部的大西洋、西部的太平洋，還有中部美國兩大湖：休必略湖和密西根湖。從美國北部的阿拉斯加，到墨西哥的聖盧卡斯岬，都有我釣魚時走過的足跡。所釣到的魚，從手掌大的藍翅魚，到二十多公斤的鮭魚，甚至到一百公斤大的旗魚。

我們越談越投機，後來彼此自我介紹，他的名字是鄭瑞勳，和我只差一個字。很巧合的是，他的四弟和我同名同姓，現在住在美國邁阿密城。更巧的是，他也是醫師，在臺北執業外科十多年後，到美國進修，在美國住了十多年，最近回來臺灣定居，現在在桃園縣的龍潭開一間診所。兩個兒子及一個女兒都住在加州，除了女兒尚未結婚，其他兩位都成家立業了。也有一位可愛的小孫女兒。

不知不覺，飛機已經抵達中正機場，我們交換了地址及電話號碼，他並邀我週末去龍潭玩，我們就各自離開機場回家去了。過了兩週，我打電話給他，在電話中，不知不覺很自然地稱呼他大哥。大哥吩咐我帶網球拍去。在飛機上，他曾告訴我，每天早上他都打一、兩個小時的網球，難怪看起來很健壯。

我抵達龍潭，晚上享用大嫂道地的客家料理，看完新聞電視就去睡覺了。隔天早上五點鐘起床，大哥帶我去打球。到了網球場，他向球友們介紹我是他的弟弟。我們兄弟搭配打雙打，直到太陽高掛在天上才回家。

回家後，用完大嫂準備好的早餐，休息了一會兒，大哥說要帶我去釣魚，去一條小溪流釣一種和小指頭一樣大的溪哥魚。我從來沒有釣過那麼小的魚，用的釣線細如頭髮，釣勾也很小，且用的是如鼻屎大的、麵粉捏成的餌。剛開始，釣魚線丟出去，餌就掉了。大哥釣了二十條，我才釣一條，對釣魚老手的我算是一種考驗及挑戰。

之後，我有時間就去龍潭度週末，大哥大嫂對我的照顧如同親手足，眞是感激不盡。有一天，大哥來電，請我和內人星期六去龍潭參加鄭氏宗祠的落成典禮。出乎意料，那天席開三百桌，光是鄭瑞○輩分的就有三桌。慶宴完後，我們去宗祠拜拜。我覺得那天是我認祖歸宗的大日子。

一切都是那麼的巧合，或許是老天的刻意安排。大哥的二弟英年早逝，我的輩分在兄弟中剛好排行第二，所以弟弟們也稱呼我二哥了。

前年年底是大哥掌上明珠緣定終生的大好日子。訂婚儀式在晶華酒店舉行。請的客人大部分是大哥醫界同事，或是醫學院同學。他向朋友介紹我是二弟。好幾個大哥的朋友對我說：「你和所有兄弟都長得不像。」我不知道他們心中認爲我是兄弟中長得最帥的呢？或長得最醜？反正年紀這麼大了，醜帥與否又有何關係？

認識了大哥後，我們一起去旅遊，去阿里山看日出，去日月潭遊山玩水，去北海道泡湯、嚐美食。老三在南澳有別墅，我們偶爾去那邊度假釣魚，南澳是漁港，釣不到魚時，等漁船回來可以買新鮮的魚。上次去南澳時，適逢颱風來襲，老三有先見之明，前天買了兩條好大的紅甘魚，我大顯身手取了魚肉做生魚片並包了壽司，剩下的魚骨頭做了味噌湯，大家吃的不亦樂乎。晚上大家集聚一堂，唱起卡拉OK來，大哥、老三、大嫂都是唱歌能手，我只會唱幾首日本老歌如〈相逢有樂町〉、〈青色山月脈〉，對唱歌這方面，我可要多做功課，非迎頭趕上不可。

自從認識了大哥、大嫂後，解除了我不少的寂寞，他們對我的照顧使我回臺灣後的這段日子充滿了快樂和溫馨。讓我更有勇氣繼續在臺灣待下去。有緣千里能相逢，無緣眼前不相識。我們這份親情，像是天上掉下來的禮物，但願我們好好珍惜它。

談臺灣民謠

（本篇曾發表於《美國加州太平洋時報》二〇一四年一月九日。）

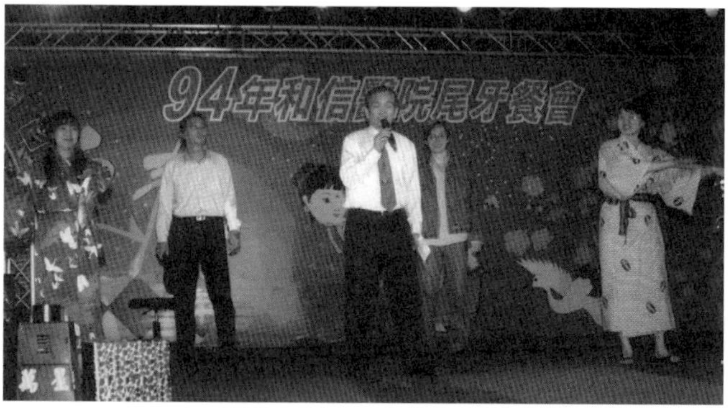

和信醫院尾牙時唱臺灣民謠。

自從開始唱卡拉OK後，對臺灣老歌特別熱衷，不少臺灣老歌聽起來都是哀哀怨怨的，可是如果你知道歌的時代背景，有心人也就會發出共鳴。

第二次世界大戰時，日本大舉進軍南洋，臺灣有不少年輕人被徵召去當「軍伕」，烽火連天中與家人斷了音訊。不少閨房少婦，朝思暮想，想得柔腸寸斷，望得眼欲穿，〈心酸酸〉及〈望你早歸〉正是在描寫「兩地相思苦難言」的征夫怨婦情景。這兩首歌的詞與曲，淒婉而細膩，想起當時的時代背景，唱起來會更令人感傷而淚落。

〈心酸酸〉的詞有一段，「連寫批信煞來斷，乎阮等無心酸酸」，唱到這裡就讓我回想當兵時被派到大膽島，有時候氣候不佳，一個月也沒收到家書及女朋友（現在的老婆）的信。雖然短短一個月，那種「等無批信心酸酸」的感受不是身歷其境的人能體會的。加上〈心酸酸〉的生動詞句「秋風慘淡草木黃，風冷情冷事無秧」唱起來會不心酸也困難。

〈望你早歸〉的歌詞也是描述少婦和郎君離別的哀怨。少婦看到一對鴛鴦相隨而見景傷情。遊子離鄉背井，抬頭望明月低頭思故鄉。少婦看到月圓時，也加添了她的悲哀。這首歌後來也變成白色恐怖時期，政治犯的家屬們共同心聲。黨外人士每於聚餐時，懷念在牢獄中爲義受難的先輩或同儕，而吟唱飲泣於一堂。

除了上述兩首哀怨悲淒的歌外，臺灣民謠也有幾首婉約動人，輕鬆愉快的情歌，如〈四季謠〉。兩情相悅的俊男美女相約去賞花，划船和賞月，居然欲語還休，羞於表露對女孩的愛慕之情，直到嚴冬，如熱火般的愛情也「不驚凍」了。這首歌到現在還是膾炙人口。

〈望春風〉是一首相當浪漫輕鬆的民謠，長榮航空飛機著地時，就是播唱這首歌。在美國，臺灣同鄉會聚餐時也是鄉親喜愛的歌，曾經一度被喻爲臺灣國歌，作詞者也把少女懷春的心情描繪得淋漓盡致。十七、八歲未出嫁的小姑娘，愛慕一位膚白標緻的少男，不知他是誰家子弟，要問又不好意思。有一天晚上，以爲外面有人來，開門要看究竟卻不見人影，原來是風吹草動。作詞者把少女的幻想描寫得天衣無縫。據說作詞者李臨秋的靈感是得自於西廂記的一首詩：「待月西廂下，迎風戶半開，拂牆花影動，疑似玉人來」。前幾年，在和信醫院中秋節卡拉 OK 比賽上，我反串十八歲的少女唱〈望春風〉，得了最佳創意獎。

〈天黑黑〉是一首諧趣橫生的俏皮老歌。在臺灣，雨景常見，下雨之前，天色變黑，純樸勤儉的阿公阿媽，拿起鋤頭去菜園掘芋，意外地掘到一條「漩溜鼓」因而引起鹹淡之爭。這首歌唱起來曲調活潑，歌詞朗朗上口，臺灣話的優美於此可領略出來。

我是在農村長大的，對於〈農村曲〉特別有好感。農村曲的歌詞在描述農夫「透早就出門，天色漸漸光，受苦無人問，行到田中央，爲著顧三餐，不驚田水冷霜霜」，另外兩段也是相似的農夫生活寫實，不知何故，竟遭國民政府禁唱。

另一首被遭禁唱的歌是〈補破網〉。光復當初，社會百廢待興，彷若千瘡百孔的破漁網，極需同胞們拿針線，同心協力一起來織補破碎的社會大網。國民政府認爲這首歌帶有百般的諷刺性，因此把它禁唱，直到一九七七年才解禁。

〈一隻鳥仔哮啾啾〉這首歌聽起來很平凡，如果知道它的歷史背景，聽起來就會義憤塡膺。滿清政府在馬關條約中，同意將臺灣割讓給日本。日軍起山（占領臺灣之意）所到之處，無不受臺灣人英勇的抗拒。雙方死傷不少，日軍南下諸羅山，在現在嘉義公園附近與臺胞發生激戰，英勇抗日的志士多人被捕處死。行刑前，他們集體高歌流傳諸羅山一帶民謠，〈一隻鳥仔哮啾啾〉表達了國破家亡的悲憤，發出誓不甘休的怒吼。「誰弄破這個巢，被我抓到絕不放他甘休」，並暗示把巢弄破會越築越多。這首歌雖然歌詞短短，但其精神可以媲美岳飛的長恨歌。

上面列舉的臺灣民謠都是創作於日治前的拓荒時期，日治時代或被國民政府統治的壓抑時期，那些歌曲都反應當時作者或老百姓的心靈感受，自然大多數是哀怨悲淒的。

到了一九八〇年代，臺灣經濟突飛猛進，民眾熱衷於物質享受，卻在心靈的充實方面落了空，表現在大眾音樂方面，再也不是先民們拓荒的勇敢不屈，或種田人的樸實勤勉。雖然那時臺灣民謠也盛行一時，很多都是和舞女酒女有關的歌曲，如〈舞女〉、〈酒女〉、〈舞女的夢〉，很多都是反映社會生活富裕繁華，有閒有錢去酒家舞廳娛樂。更也出現一大堆抄襲日本曲調的歌謠，如〈一隻小雨傘〉、〈賣花女之戀〉、〈孤女的願望〉、〈相逢有樂町〉、〈後街人生〉等不勝枚舉，會唱日本歌的我，去唱那些臺灣歌時，有格格不入的感覺。

〈家後〉是一九八〇年代之後創作的歌曲，雖然聽起來有點像和尚在念經，但是歌詞很悱惻動人。作詞者鄭進一描述一對老夫妻，恩恩愛愛相依爲命。老太太多年來吃好吃壞，穿好穿壞也都不在乎，凡事逆來順受，從不怨天尤人，老太太把生命獻給老先生，終生多以丈夫爲重。更希望最後的日子來臨時，她能比先生先走一步，但是第二段，老太太卻希望最後的日子來臨時，她要先走，似乎先後有矛盾之處。

臺灣社會型態的改變，也改變了民眾對歌謠的喜愛。臺灣歌謠漸漸變成青年人或學生不屑唱的歌曲，臺灣歌謠已經和歌仔戲布袋戲一樣走上覆亡之路。政府有責任糾正這種忘本的心態。鼓勵老百姓多唱臺灣歌，如同鼓勵大家講臺灣話一樣。希望詞曲的創作人少寫些男歡女愛的歌，多寫些歌頌或鼓勵「土地愛，同胞情，天倫樂，向上心」的新時代，新臺灣的歌曲。

談禁歌

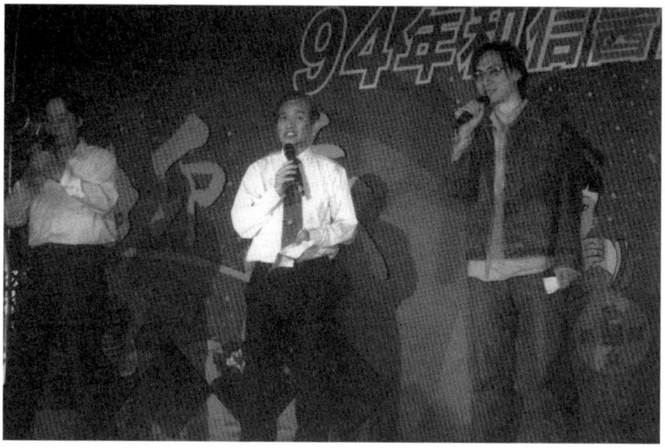

和信醫院尾牙唱以前的禁歌。

在外來政權的統治下，生爲臺灣人是不幸也無奈。日治時代，我小小年紀尚未感受到被日本人的欺壓，長大後，從家父口中聽到不少臺灣人被日本人欺負壓迫的事實。長大後，一直到當兵去美國，生活在臺灣的那段日子，就親自體驗到被國民政府打壓。

現在臺灣已經是民主自由時代，我們可以罵總統，可以談論外來政權如何欺負臺灣人，如何壓迫臺灣人，但是談的大多只限制在外來政權對臺灣人在政治、經濟或文化上的打壓，很少人會提到音樂方面的打壓。在創作自由的今天，一定很難想像有些歌曲寫出來，卻被禁止在公開場合演唱，這就是所謂「禁歌」。

教育部最近新落成的「部史室」有早期禁歌的檔案。根據新聞局編印的《禁歌曲錄》中，竟然有四百三十八首禁唱歌曲。歌曲的解禁是在一九八八年。從那時候起，那些禁歌才能重見天日，禁歌不是國民政府施壓百姓的獨招。在日治時代，一首臺灣歌〈失業兄弟〉，因爲反映當時臺灣經濟蕭條、社會失業狀態，而被日本人禁唱。〈補破網〉、〈燒肉粽〉、〈農村曲〉，和〈失業兄弟〉一樣，也是因爲反映社會狀態而被國民政府禁唱。

鄧雨賢所寫的〈媽媽我也眞勇健〉是當時阿兵哥的最愛，歌詞「新味的芭娜娜若送來時，可愛的戰友也歡喜跳出來，訓練後休息時，我也眞希望點一支新樂園……」，其中芭娜娜被國防部認爲是日語，又加上歌詞有煽動軍人懈怠。〈媽媽我也眞勇健〉就被禁唱了。軍隊裡阿兵哥偷唱被抓到就會關禁閉。日本不產香蕉，芭娜娜是外來語，由英語 banana 而來。怎麼會是日語呢？

〈黃昏的故鄉〉是在美國的臺灣人喜歡唱的一首歌，因爲離鄉背井思鄉情怯，每逢臺灣同鄉會時，大家都唱起這首歌，發洩思鄉的情緒，因此被國民政府列爲禁歌，因爲他帶有臺獨的意味。

早年，國民政府對描寫酒和舞女的歌曲，認爲會敗壞社會風氣，是禍亂之源，任何與跳舞或酒店沾上的歌曲，一律遭禁，像〈舞女〉、〈紅燈綠酒夜〉、〈苦酒滿杯〉、〈天涯歌女〉等全部都禁唱。被禁唱的歌曲，不只是臺語歌，國語歌也不少，例如鄧麗君唱紅的〈何日君再來〉、周璇的〈夜上海〉、李香蘭的〈恨不相逢未嫁時〉，也被當局認爲是左傾，爲匪宣傳而遭禁唱。

一九六七年，姚蘇蓉以〈負心的人〉打響名號，大街小巷傳唱不輟，小市民聽得如醉如痴，就在大家沉浸在姚蘇蓉的歌聲時，警總突然下令禁唱這首歌，理由是翻唱日本的曲子，歌詞幽怨、低俗，對民心有不良影響。接著，以同樣理由被禁唱的臺灣歌曲，不勝枚舉。

有關單位禁歌有一大堆理由，包括「內容荒謬怪誕，曲歌狂蕩低俗，危害社教。歌詞頹廢影響民心士氣，意識左傾，爲匪宣傳」。小市民忙於生計，沒有心情也沒有機會反駁。看不過去的人，頂多在報章雜誌上反映一些意見，但也改變不了事實，久而久之，大家也都默認這件事了。雖然現在已經解禁了，也很少人談禁歌這件事情。

要談禁歌，值得一提的是一首國際的禁歌，〈黑色的星期天〉（Gloomy Sunday）。有一天，在比利時一個酒吧，人們正在一起品嚐美酒，一邊聽音樂，當樂隊剛剛演奏完法國作曲家魯蘭斯·查理斯創作的〈黑色的星期天〉管絃樂，就聽到一聲歇斯底里的大喊：「我實在受不了了啦！」只見匈牙利的一位青年，掏出手槍自殺。一位女警對此案進行調查，但費盡九牛二虎之力也查不出這青年爲什麼要自殺，最後她抱著僥倖心理，買了一張那天樂隊演奏過的〈黑色的星期天〉的唱片，想從唱片找到可能破案的蛛絲馬跡，她把唱片放完一遍後，也自殺了。她所留下的遺書寫著：

「局長閣下，我受理的案件不必繼續偵查了，其兇手就是樂曲〈黑色的星期天〉，我在聽這首曲子時，也受不了它那悲傷旋律的刺激，只好謝絕人世。」聽了這首樂曲自殺的還有更多，〈黑色的星期天〉當時被人們稱為「魔鬼的邀請書」，至少有一百人因為聽了它而自殺。後來，歐美各國聯合抵制〈黑色的星期天〉，最後終於銷毀了它。這首殺人的樂曲被銷毀了，作者也因為內疚而在臨終前懺悔道：「沒想到這首樂曲給人帶來了如此多的災難，讓上帝在另一個世界來懲罰我的靈魂。」

臺灣歌曲被禁唱的理由和〈黑色的星期天〉不一樣。禁唱臺灣歌曲是外來政權欺壓老百姓的手段。臺灣現在已經是民主自由的時代了，所有的禁歌都已經重見天日了。歷史不能被遺忘，我呼籲政府應把外來政權壓迫臺灣人民禁唱歌曲的歷史事實，寫在臺灣歷史的教科書上，讓臺灣人的後代知道這件事情。

附錄

已發表之英文學術文章

1. Tsung SH, Repke, DW: Heat inactivation and determination of serum gamma glutamyltransepeptidase as profile in identification of human alkaline phosphatase. Am. J. of Clin. Pathol 60:601, 1974
2. Tsung SH: Alpha-fetoprotein in patients with lung cancer metastasized to liver. Arch. of Pathol. 99:267-269, 1975
3. Tsung SH, Heckman, MG: Kleinfelter syndrome, immunological disorders and malignant neoplasm, Arch. of Pathol. 98:351-354,1974
4. Listwan WJ, Roth DA, Tsung SH, Ross HD: Disseminated Mycobacterium Kansaii with pancytopenia and interstitial nephritis. Ann. Intern. Med. 83:70-73, 1975
5. Tsung SH, Rosenthal WA, Milewski KA: Immunological measurememt of transferring compared with chemincal measurement of total iron binding capacity. Clin Chem, 21:1063-1066, 1975
6. Tsung SH: Relationship between alkaline phosphatase and creatine ki-

nase. Clin Chem. 22:116-117, 1976

7. Tsung SH, Creatine kinase isoenyme pattern in human tissue obtained at surgery. Clin Chem 22:173-175, 1976

8. Tsung SH, Wang TY, Sasse EA, Straumfjord JV: Determination of erythrocyte adenosine triphosphate by liquid chromatography. Ann. Clin. And Lab Sci, 6:193-196,1976

9. Tsung SH, Cotes E: Coexistence of bronchogenic carcinoma and Gaucher disease. Arch. of Pathol. and Lab Med. 10:56,1977

10. Tsung SH, Ajlouni K: Immune competence in patients with Kleinfelter syndrome. Am J. of Med. Sci, 275:311-317, 1978

11. Tsung SH: Localization of a-fetoprotein synthesis in malignancies other than hepatoma. Arch. of. Pathol. and Lab Med. 101:572, 1977

12. Tsung SH: Immunoblastic Lymphadenopathy. J. Ind Med Assoc. 71: 1068-1069,1977.

13. Tsung SH: A fasting migrating alkaline phosphatase band Clin. Chem. 24:2068, 1978

14. Tsung SH: Monoclonal gammopathy associated with multiple sclerosis.

Ann. Clin. Lab Sci. 8:472-475, 1978

15. Tsung SH, Loh WP: Sudden infant death and old adrenal hemorrhage JAMA. 242:2507, 1979

16. Tsung SH. Loh WP: Adverse effects of oral contraceptives. J Ind. Med Assoc. 72:578, 1979

17. Loh WP, Tsung SH: How does China teach foreigners acupunctures? Int. J. Acupuncture. 1:27, 1979

18. Tsung SH. Loh WP: Invasion of the fallopian tube by Enterobius vermicularis. Ann. Clin. Lab. Sci. 5;394-395, 1979

19. Tsung SH, Loh WP: Mechanisms of hypercalcemia in malignancy. J. Ind. Med Assoc. 73:320-323, 1980

20. Lin JI, Tseng CH, Tsung SH: Pseudomesotheliomatous carcinoma of the lung. J. Southern Med. Assoc. 73:655-657, 1980

21. Tsung SH, Han D, Loh WP: Bud-Chiari syndrome in women taking oral contraceptives. Ann. Clin. Lab. Sci.10:518-522, 1980

22. Tsung SH, Huang TY, Han D, Loh WP: Total creatine kinase isoenzyme MB activity in serum and skeletal muscle of a patient with dermatomyo-

sitis. Clin. Chem. 26:1912 – 1912,1980

23. Tsung SH: Sveral conditions causing elevations of serum CK-MB and CK-BB. Am. J. Clin. Pathol. 75:711-751,1981
24. Lin JI, Cogbill CL, Athota PJ, Tsung SH, Kwak YS: Superficial spreading adenocarcinoma of appendix, cecum and terminal ileum. Disease of the colon and rectum. 23:587-589, 1980
25. Tsung SH, Lin JI: Angioimmunoblastic lymphadenopathy in a patient taking diphenylhydanoin. Ann. Clin. Lab Sci. 11:542-545, 1981
26. Tsung SH, Lin JI, Han d: Pulmonary dirofilariasis in man. Am J. Med. Sci. 283:106-110, 1982
27. Tsung SH, Lin JI, Huang TY: CK-MB in patients with polymyositis. Am. J. Med. Sci, 283:174-177, 1982
28. Tsung SH: Circulating CK-MB and CK-BB isoenzymes after gastroin testinal surgery. J. Clin. Pathol. 35:200-203, 1982
29. Tsung SH, Huang TY, Chang HH: Sudden death in young athletes. Arch. Pathol. and Lab. Med. 106:168-170, 1982
30. Tsung SH : Total CK activity and isoenzyme pattern in normal and neo-

plastic tissue of gastrointestinal tract. J. Clin. Pathol. 35:204-206, 1982

31. Tsung SH: Urinary sediment cytology. A potential diagnostic tool for malakoplakia. Urology. 20:546-547, 1982
32. Yang CJ, Huang TY, Tsung SH: Rectal malakoplakia in a patient with Hodgkin’ s disease. Disease of the colon and rectum. 26:129-132,1983.
33. Tsung SH, Huang TY, Yang CJ: Creatine phosphokinase MB isoenyme in a patient with alcoholic myopathy. J.Ind.Med.Assoc.76:129-132
34. Lin JI, Kim CK, Tsung SH, People JB: Malignant fibrous histocytoma of the ileum. Disease of the colon and rectum. 26:335-338, 1983
35. Tsung SH, Lin JI: Hypernephroma with stone-like calcification. J. Urol. 22:278-279, 1983
36. Hsueh YS, Tsung SH: Paraganglioma of urinary bladder. J. Ind. Med. Assoc. 76:768-769, 1983
37. Hsueh YS, Tsung SH: Angiolymphoid hyperplasia with eosinophilia. J. Ind. Med Assoc. 76:768-769, 1983
38. Tsung SH: Creatine kinase isoenzyme pattern in normal and neoplastic tissue. Clin. Chem. 29:2040-2043, 1983

39. Wu CH, Tsung SH: Meningitis due to streptococcus MG. Southern Med. J. 76:1322, 1983
40. Shamasai R, Tsung SH, Chang HH: Paraganglioma of the duodenum. Report of a case with review of literature. J. Ind. Med. Assoc. 77:184-187,1984.
41. Wu CH, Tsung SH: Clostridial gas gangrene septicemia in a patient with light chain disease. Indiana Medicine. 77:368-369, 1984
42. Hsueh YS, Tsung SH, Shamsai R, Chang HH: Primary mediastinal choriocarcinoma in a man with an abnormal chromosome. Southern Med. J. 77:1466-1469, 1984
43. Tsung SH: Immune competence in patients with Kleinfelter’s syndrome. Kleinfelter’s syndrome symposium, pp103-108, 1984, Springer-Verlag
44. Huang TY, Tsung SH: Endocardial fibroelastosis and myocardial calcification secondary to an anomalous right coronary artery arising from the pulmonary trunk. Human Pathol. 16:959-960, 1985
45. Huang TY, Tsung SH, Wu CH: Cardial pathology in clostridium septicemia. J. Ind. Med. 78:770-772, 1985

46. Tsung SH: Creatine Kinase activity and its isoenzyme in neoplastic diseases. J. Critical Review. 23:65-75, 1986
47. Tsung SS, Tsung SH: Granular cell myoblastoma of esophagus. J. Ind. Med. 79:28-29, 1986
48. Tsung SH, Tsung SS: Pulmonary blastomycosis. J. Ind. Med. Assoc. 79:415-416, 1986
49. Tsung SH, Tsung SS: Cerebral cysticerocosis. J. Ind Med. Assoc. 79:716-718, 1986
50. Tsung SH, Tsung SS: What caused the farmer' s fever and bilateral joint pain? J.Skeletal Muscular Med. 3:59-63, 1986
51. Tsung SH: Creatine kinase activity and its isoenzyme in extracts of huan skeletal muscles. Clin. Chem. 32:1568-1570, 1986
52. Tsung SH, Nazer H, Sakati N, et al: Early diagnosis of presymptomatic Wilson' s disease. J. Ind. Med. Assoc. 80:542-544, 1987
53. Khalid S, Tsung SH: Monoclonal gammopathy: 10 years experience at King Faisal Specialist Hospital. Ann. Saudi Med. 8:21-24, 1988
54. Tsung SH: Conditions causing elevation of serum alphafetoprotein at

king faisal Specialist Hospital. J. Ind. Med. Assoc. 81: 32-34, 1988

55. Tsung SH: Fine needle aspiration biopsy of thyroid nodules. J. Ind. Med. Assoc. 81:701-705, 1988

56. Siqueira E, Tsung SH, et al: Idiopathic giant cell granuloma of the hypophysis. Surg Neurol. 32:68-71, 1989

57. Tsung Jeffrey SH: Carcinomabryonic antigen and CA15.3 assays in patients with breast cancer. J. Biomed Lab Sci 2001.13(2):38-42

58. Tsung Jeffrey SH: Hypercalcemia in malignancy: J. Biomed Lab Sci 2001,13(2):58-61

59. Lee MY, Tsou MH, Chiou YK, Chang SR, Tsung Jeffrey SH: Benign ovarian mucinous cystadenoma with extramely high serum level of tumor marker CA19.9. A case report. J. Biomed Sci 2001, 13(3): 95-98.

60. Huang YY, Tsung JSH: Alpha-fetoprotein producing gastric cancer: A case report.

61. J Biomed Lab Sci 2002;14:25-28

62. Tsung JSH:Prostate specific antigen: wha’s new? J Biomed Sci 2002;14:1-4

63. Tsung JSH:Prostate-specific antigen (PSA) as a screen tool. J Biomed Sci. 2002;14:29-30

64. Tsung JSH, Liu CC: The second case of human pulmonary dirofilariasis. J Formosa Medical Association..2003;102’ 42-45

64. Tsung JSH, Wang TY, Wang SM, Po-Yang: Cytological and biochemical studies of breast cyst fluid. The Breast 2005;14;37-41

65. TsungS.H.:Capillariasis phillipinensis infection as a cause of chronic diarrhea. J Biomed Sci. 2003;15:120-123

67. Tsung SH: Institutional Pathology Consultation. Am J Surg Pathol. 2004;28:399-402.

68. Tsung SH, Wang TY, Lin KZ: Diabetic mastopathy. J Formosa Medical Association..2005;104’ 43-46

69. Tsung SH, Yang PS:: Hepatoid carcinoma of the ovary.: Characteristics of its immunoreactivity. A case report.Eur J Gynaec Oncol 2004;25;745-748.

70. Huang YL,Tsung JSH, Lin CW, Cheng TY: Intrahepatic cholangiocarcinoma with lymphoepithelioma-like carcinoma component. Ann Clin Lab

Sci 2004;34;476-480.

71. Shih NC, JSH Tsung, AH Yang, MH Tsou, TY Cheng:A unique pancreatic tumor with exclusive hepatocytic differentiation. Ann Clin Lab and Sci 2006;36:216-221.

72. Tsung SH, Tsai MS, Ho WH.Unusual radiographic presentation of pulmonary sarcoidosis. J Radiol Sci. 2011;36:209-213.

73. Chen, Yu-Po, Swei H. Tsung, Tommy Yet-Min Lin. A rare presentation of conjunctival myxoma with pain redness: Case report and literature review.Ophthalmology 2012;3:45-150.

74. Tsung, SH. Primary pure squamous cell carcinoma of the breast might be senseitive to Cisplatin-based chemotherapy. Case Report in Oncology. 2012;5:561-565.

75. Tsung,SH. The characteristics of immunoreactivity of Alpha-fetoprotein producing gastric cancer.. Cancer and Clinical Oncology.2013;1:73-79.

76. Tsung, SH. Filiform polyposis in a patient without inflammatory bowel disease. Annals of Clinical and Laboratory Science. 2013:1:98-100.

國家圖書館出版品預行編目資料

旅美醫師鮭魚返鄉／鄭瑞雄著.
--初版.--臺北市：書泉,2014.10
面： 公分
ISBN 978-986-121-941-7（平裝）
1.醫學 2.文集
410.7 103014832

4908

旅美醫師鮭魚返鄉

作　　者— 鄭瑞雄
發 行 人— 楊榮川
總 編 輯— 王翠華
主　　編— 王俐文
責任編輯— 洪禎璐、金明芬
封面設計— 黃聖文
出 版 者— 書泉出版社
地　　址：106台北市大安區和平東路二段339號4樓
電　　話：(02)2705-5066　　傳　　真：(02)2706-6100
網　　址：http://www.wunan.com.tw
電子郵件：shuchuan@shuchuan.com.tw
劃撥帳號：01303853
戶　　名：書泉出版社

台中市駐區辦公室/台中市中區中山路6號
電　　話：(04)2223-0891　　傳　　真：(04)2223-3549
高雄市駐區辦公室/高雄市新興區中山一路290號
電　　話：(07)2358-702　　傳　　真：(07)2350-236

總 經 銷：朝日文化事業有限公司
電　　話：(02)2249-7714
地　　址：新北市中和區僑安街15巷1號7樓

法律顧問　林勝安律師事務所　林勝安律師

出版日期　2014年10月初版一刷
定　　價　新臺幣280元